A – Ž

TRUDNOĆA

RJEČNIK

Hrvatski – Engleski – Francuski – Španjolski - Talijanski

Edita Ciglenečki

UVOD-INTRODUCTION-L'INTRODUCTION-INTRODUCCIÓN-INTRODUZIONE

UVOD

Ovaj rječnik s hrvatskog na engleski, francuski, španjolski i talijanski jezik sadrži preko 2200 pojmova povezanih s trudnoćom koji su prikazani na jednostavan i razumljiv način i obuhvaćaju dijelove ljudskog tijela, simptome, bolesti, ljekarništvo, medicinske ustanove, njegu i postupke, dijagnostiku, te trudnoću i porodništvo.

INTRODUCTION

Consisting of over 2200 terms, this obstetric dictionary from Croatian to English, French, Spanish and Italian language is created in very practical time-saving and easy-to-understand way for both medical professionals and future parents. All topics, including the parts of human body, different types of injuries, symptoms and diseases, pharmacy, medical facilities, medical procedures, diagnostics, pregnancy and obstetrics, are organized alphabetically in A to Z order.

L'INTRODUCTION

Pratique et facile à consulter, ce dictionnaire de la grossesse du croate vers l'anglais, français, espagnol et italien, propose plus de 2200 termes médicaux couvrant l'essentiel de la pratique obstétricale: parties du corps humain; les symptômes et maladies; pharmacie; établissements médicaux, procédures et soins; examens médicaux, grossesse et obstétrique.

INTRODUCCIÓN

Este diccionario del embarazo del croata al inglés, francés, español y italiano, proporciona de forma breve, clara y suficiente unos 2200 términos que cubren partes del cuerpo humano; síntomas y enfermedades; farmacia; facilidades médicas, procedimientos y asistencia médica; exámenes médicos; embarazo y obstetricia.

INTRODUZIONE

Questo dizionario della gravidanza da croato a inglese, francese, spagnolo ed italiano contiene più di 2200 termini ed è stato concepito come un manuale compatto di facile comprensione di terminologia ostetrica: dalle malattie e sintomi, parti del corpo umano, farmacia, istituzioni, procedure e cure di medicina ed esami medici, alla gravidanza ed ostetricia.

SADRŽAJ-CONTENTS-CONTENU-CONTENIDO-CONTENUTO

A – Ž

TRUDNOĆA

RJEČNIK

Hrvatski – Engleski – Francuski – Španjolski - Talijanski

Hrvatski	Engleski	Francuski	Španjolski	Talijanski
Abdominalna aorta	Abdominal aorta	Aorte abdominale	Aorta abdominal	Aorta addominale
Aberantni pankreas	Aberrant pancreas	Pancréas aberrant	Pancreas aberrante	Pancraes aberrante
Abnormalna gibljivost	Abnormal flexibility	Flexibilité anormale	Flexibilidad anormal	Movimento anormale
Abnormalno velik gubitak krvi tijekom mjesečnice (menoragija)	Abnormally heavy menstrual period (menorrhagia)	Cycle menstruel anormalement excessice (ménorragie)	Pérdida de sangre mayor durante la menstruación (menorragia)	Anormale perdita di sangue durante il ciclo mestruale (menorragia)
Abortivni lijekovi	Abortifacients	Médicaments abortifs	Fármacos abortivos	Farmaci abortivi
Abrupcija posteljice	Placental abruption	Abruption placentaire (rupture placentaire)	Desprendimiento prematuro de placenta	Distacco di placenta (abruptio placentae)
Abulija (poremećaj umanjene motivacije)	Aboulia (disorder of diminished motivation)	Aboulie	Abulia	Abulia
Acetilkolin	Acetylcholine	Acétylcholine	Acetilcolina	Acetilcolina
Acidoza	Acidosis	Acidose	Acidosis	Acidosi
Adenohipofiza	Adenohypophysis	Adénohypophyse	Adenohipófisis	Adenoipofisi
Adenopatija	Adenopathy	Adénopathie	Adenopatía	Adenopatia
Adrenalin	Adrenalin (adrenaline)	Adrénaline	Adrenalina	Adrenalina
Aerofobija (strah od letenja)	Aviophobia (fear of flying)	Aerophobie (peur de l'avion)	Aerofobia (miedo a volar)	Aviofobia (paura di volare)
Aerosol	Aerosol	Aérosol	Aerosol	Aerosol
Afte (ulceracija sluznice usta)	Aphtha (mouth ulcer)	Aphte (ulcère de la muqueuse buccale)	Afta (úlcera en la mucosa oral)	Afta (ulcera all'interno della cavità orale)
Agenezija (nedostatak jednog organa)	Agenesis (absence of an organ)	Agénésie	Agenesia (ausencia de un órgano)	Agenesia (mancanza di un organo)
Agenezija bubrega	Renal agenesis	Agénésie rénale	Agenesia renal	Agenesia renale
Aglutinin	Agglutinin	Agglutinine	Aglutinina	Agglutinine
Aglutinogen	Agglutinogen	Agglutinogène	Aglutinógeno	Agglutinogeno
Akne	Acne	Acné	Acné	Acne
Akrofobija (strah od visine)	Acrophobia (fear of heights)	Acrophobie (peur des hauteurs)	Acrofobia (miedo a las alturas)	Acrofobia (paura dei luoghi elevati)
Aktivni fetalni pokreti	Active fetal movement	Mouvements actifs fœtaux	Movimiento fetal	Movimenti attivi fetali
Aktivni ugljen	Activated carbon	Charbon actif	Carbón activado	Carbone attivo
Akutna bol	Acute pain	Douleur aiguë	Dolor agudo	Dolore acuto
Akutna dilatacija želuca	Acute gastric dilatation	Dilatation aiguë de l'estomac	Dilatación aguda del estómago	Dilatazione gastrica acuta
Akutna upala crvuljka	Acute appendicitis	Appendicite aiguë	Apendicitis aguda	Appendicite acuta
Akutni abdomen	Acute abdomen	Abdomen aigu	Abdomen agudo	Addome acuto
Akutno plućno srce	Acute pulmonary heart	Coeur pulmonaire aigu	Cor pulmonale agudo	Cuore polmonare acuto
Akutno zatajenje bubrega	Acute kidney failure	Insuffisance rénale aiguë	Insuficiencia renal aguda	Insufficienza renale acuta
Albinizam	Albinism	Albinisme	Albinismo	Albinismo
Albumin	Albumin	Albumine	Albúmina	Albumina
Albumin u serumu	Serum albumin	Albumine dans le sang	Albúmina en la sangre	Seroalbumina
Albuminurija	Albuminuria	Albuminurie	Albuminuria	Albuminuria
Aldosteron	Aldosterone	Aldostérone	Aldosterona	Aldosterone
Aldosteronizam	Aldosteronism (hyperaldosteronism)	Hyperaldostéronisme	Aldosteronismo (hiperaldosteronismo)	Iperaldosteronismo
Alergija	Allergy	Allergie	Alergia	Allergia
Alergija na hranu	Food allergy	Allergie alimentaire	Alergia a alimentos	Allergia alimentare
Alergija na lijekove	Drug allergy	Allergie aux médicaments	Alergia al medicamento	Allergia a farmaci
Alergološko testiranje kože (prick test)	Skin allergy testing (prick test)	Test de la piqûre	Test cutaneos de alergia (prick)	Test cutaneo per le allergie "prick test"
Alfafetoproteinski test (AFP)	Alpha-fetoprotein test (AFP test)	Test d'alpha-foetoprotéine	Prueba de alfa-fetoproteína	Test alfa-fetoproteina
Alkalna fosfataza	Alkaline phosphatase	Phosphatase alcaline	Fosfatasa alcalina	Fosfatasi alcalina totale
Alkaloza	Alkalosis	Alcalose	Alcalosis	Alcalosi
Alkohol	Alcohol	Alkohol	Alcol	Alcool
Alkoholizam	Alcoholism	Alcoolisme	Alcoholismo	Alcolismo
Alveola	Alveolus	Alvéole	Alvéolo	Alveolo
Ambu balon s maskom	Ambu bag valve mask	Respirateur manuel type Ambu	Bolsa Ambú de ventilación manual	Pallone autoespandibile
Ambulanta	Ambulance (clinic)	Infirmerie	Enfermería	Ambulanza
Aminofilin	Aminophylline	Aminophylline	Aminofilina	Aminofillina
Aminokiselina	Amino acid	Acide aminé	Aminoácido	Amminoacido

Hrvatski	Engleski	Francuski	Španjolski	Talijanski
Amnezija	Amnesia	Amnésie	Amnesia	Amnesia
Amniocenteza	Amniocentesis	Amniocentèse	Amniocentesis	Amniocentesi
Amnioskopija	Amnioscopy	Amnioscopie	Amnioscopia	Amnioscopia
Amonijak	Ammonia	Ammoniac	Amoníaco	Ammoniaca
Ampicilin	Ampicillin	Ampicilline	Ampicilina	Ampicillina
Ampula	Ampoule	Ampoule	Ampolla (recipiente)	Ampolla (fiala)
Amputacija	Amputation	Amputation	Amputación	Amputazione
Anafilaktični šok	Anaphylactic shock	Choc anaphylactique	Choque anafiláctico	Anafilassi
Analgetik	Analgesic (painkiller)	Analgésique	Analgésico	Analgesico
Analgezija (neosjetljivost na bol)	Analgesia (loss of pain sensation)	Analgésie	Analgesia	Analgesia
Analiza plinova u krvi	Blood gas test	Prélèvement des gaz du sang	Prueba de gases en la sangre	Analisi dei gas nel sangue (emogas analisi)
Analna fistula	Anal fistula	Fistule anale	Fístula anal	Fistola anale
Analna fisura	Anal fissure	Fissure anale	Fisura anal	Fissura anale
Analni apsces	Anal abscess	Abcès anale	Absceso anal	Ascesso anale
Anemija radi deficita željeza (sideropenična anemija)	Iron deficiency anemia (sideropenic anemia)	Anémie ferriprive	Anemia ferropénica	Anemia da carenza di ferro
Anemija srpastih stanica	Sickle-cell disease (sickle-cell anemia)	Drépanocytose (anémie à cellules falciformes)	Anemia falciforme (anemia drepanocítica)	Anemia drepanocitica
Anencefalija	Anencephaly	Anencéphalie	Anencefalia	Anencefalia
Anestetik	Anesthetic	Anesthésique	Anestésico	Anestetico
Anestezija (narkoza)	Anesthesia	Anesthésie	Anestesia	Anestesia
Aneurizma	Aneurysm (aneurism)	Anévrisme (anévrysme)	Aneurisma	Aneurisma
Aneurizma abdominalne aorte	Abdominal aortic aneurysm	Anévrisme de l'aorte abdominale	Aneurisma de aorta abdominal	Aneurisma dell'aorta addominale
Aneurizma aorte	Aortic aneurysm	Anévrisme de l'aorte	Aneurisma de aorta	Aneurisma aortico
Angina	Angina	Angine	Angina	Angina
Angina pektoris	Angina pectoris	Angine de poitrine (angor)	Angina de pecho (angor, angor pectoris)	Angina pectoris
Angioedem (Quinckeov edem, angioneurotski edem)	Angioedema (angioneurotic edema)	Oedème de Quincke (angio-oedème)	Angioedema (edema de Quincke)	Angioedema (edema di Quincke, edema angioneurotico)
Angiografija	Angiography	Angiographie	Angiografía	Angiografia
Ankiloza (ukočenje zgloba)	Ankylosis (joint stiffness)	Ankylose	Anquilosis	Anchilosi
Anomalija moždanih krvnih žila	Cerebrovascular anomaly	Anomalie cérébrovasculaire	Malformación arteriovenosa cerebral	Anomalia cerebrovascolare
Anomalija u razvoju mozga	Brain development anomaly	Anomalie du développement cérébral	Malformación del desarrollo cerebral	Anomalia di sviluppo del sistema nervoso
Anomalije fetusa	Fetal anomalies (fetal abnormalities)	Anomalies foetales	Anomalías fetales	Anomalie di sviluppo fetale (anomalie fetali)
Anomalije maternice	Uterine anomalies	Malformations utérines	Malformaciones uterinas	Anomalie uterine
Anoreksija	Anorexia	Anorexie	Anorexia	Anoressia
Anoskopija	Anoscopy	Anuscopie	Anoscopía	Anoscopia
Antacid	Antacid	Antiacide	Antiácido	Antiacido
Antialergik	Antiallergic drug	Antiallergique	Antialérgico	Farmaco antiallergico
Antialkoholik	Antialcoholic drug	Médicament contre la dépendance à l'alcool	Fármaco antialcohólico	Farmaco anti-alcol
Antianemik	Antianemic	Médicament antianémique	Antianémico	Farmaco antianemico
Antiaritmik	Antiarrhythmic agent	Agent antiarythmique	Agente antiarrítmico	Farmaco antiaritmico
Antibiogram	Antibiogram	Antibiogramme	Antibiograma	Antibiogramma
Antibiotik	Antibiotic	Antibiotique	Antibiótico	Antibiotico
Antidepresiv	Antidepressant	Antidépresseur	Antidepresivo	Antidepressivo
Antidiabetik	Anti-diabetic drug	Médicament antidiabétique	Antidiabético	Antidiabetico
Antidiaroik	Antidiarrhoeal drug	Médicament antidiarrhéique	Antidiarréico	Antidiarroici
Antidiuretski hormon (vazopresin)	Antidiuretic hormone (vasopressin)	Hormone antidiurétique (vasopressine)	Hormona anidiurética (arginina vasopresina)	Ormone antidiuretico (vasopressina)

Hrvatski	Engleski	Francuski	Španjolski	Talijanski
Antidot	Antidote	Antidote	Antídoto	Antidoto
Antiepileptik (antikonvulziv)	Anticonvulsant	Antiépileptique (anticonvulsivant)	Anticonvulsivo (antiepiléptico)	Anticonvulsante
Antihelmintik	Antihelminthic	Antihelminthique	Antihelmíntico	Antielmintici
Antihipertenziv	Antihypertensive drug	Antihypertenseur	Antihipertensivo	Farmaco antiipertensivo
Antihistaminik	Antihistamine	Antihistaminique	Antihistamínico	Antistaminico
Antikoagulans	Anticoagulant	Anticoagulant	Anticoagulante	Anticoagulante
Antimalarik	Antimalarial drug	Antimalarique	Antimalárico	Antimalarico
Antimikotik	Antimycotic	Antimycosique	Antimicótico (antifúngico)	Antimicotico
Antioksidans	Antioxidant	Antioxydant	Antioxidante	Antiossidante (sostanza antiossidante)
Antiperspirant	Antiperspirant	Déodorant	Desodorante	Antidiaforetico
Antipiretik	Antipyretic	Antipyrétique	Antipirético	Antipiretico
Antiprotozoik	Antiprotozoal agent	Médicament antiprotozoal	Antiprotozoario	Farmaco antiprotozoico
Antipsihotik	Antipsychotic	Antipsychotique	Antipsicótico	Antipsicotico
Antireumatik	Antirheumatic drug	Médicament antirhumatismal	Antireumático	Antireumatico
Antiseptik	Antiseptic	Antiseptique	Antiséptico	Antisettico
Antiserum	Antiserum	Antisérum	Antisuero	Antisiero
Antituberkulotik	Antitubercular agent	Antituberculeux	Fármaco tuberculostático	Farmaco antitubercolare
Antivirusni lijek	Antiviral drug	Médicament antiviral	Fármaco antiviral	Farmaco antivirale
Anurija (lučenje urina < 100 ml u 24 sata)	Anuria (passage of urine < 100 ml in 24 hours)	Anurie (volume urinaire < 100 ml par 24 heures)	Anuria (menos de 100ml de orina en 24h)	Anuria (produzione di urina < 100 ml nelle 24 ore)
Aorta	Aorta	Aorte	Aorta	Aorta
Aortografija	Aortography	Aortographie	Aortografía	Aortografia
Aparat za disanje (respirator)	Respirator	Appareil respiratoire	Aparato respiratorio	Respiratore
Apetit	Appetite	Appétit	Apetito	Appetito
Aplazija	Aplasia	Aplasie	Aplasia	Aplasia
Apsces	Abscess	Abcès	Absceso	Ascesso
Apstinencijska kriza	Withdrawal	Sevrage	Síndrome de abstinencia	Crisi d'astinenza
Aritmija	Arrhythmia	Arythmie	Arrítmia	Aritmia
Arterija	Artery	Artère	Arteria	Arteria
Arterijska embolija	Arterial embolism	Embolie artérielle	Embolia arterial	Embolia dell'arteria
Arterijsko krvarenje	Arterial bleeding	Hémorragie artérielle	Hemorragia arterial	Emorragia arteriosa
Arteriografija	Arteriography	Artériographie	Arteriografía	Arteriografia
Arteriola	Arteriole	Artériole	Arteriola	Arteriola
Arterioskleroza	Arteriosclerosis	Artérosclérose	Arteriosclerosis	Arteriosclerosi
Artrodeza	Arthrodesis	Arthrodèse	Artrodesis	Artrodesi
Artroskopija	Arthroscopy	Arthroscopie	Artroscopia	Artroscopia
Artroza skočnog zgloba	Ankle arthrosis	Arthrose de cheville	Artrosis de tobillo	Artrosi di caviglia
Ascites	Ascites	Ascite	Ascitis	Ascite
Asfiksija	Asphyxia	Asphyxie	Asfixia	Asfissia
Aspirator	Suction unit (aspirator)	Appareil à succion	Aspirador	Aspiratore di secreti
Aspirin	Aspirin	Aspirine	Aspirina	Aspirina
Astigmatizam	Astigmatism	Astigmatisme	Astigmatismo	Astigmatismo
Astma	Asthma	Asthme	Asma	Asma
Astrocit	Astrocyte	Astrocyte	Astrocito	Astrocita
Atonija	Atony (atonia)	Atonie	Atonía	Atonia muscolare
Atrezija anusa	Anal atresia	Atrésie anale	Atresia anal	Atresia anale
Atrijska fibrilacija	Atrial fibrillation	Fibrillation auriculaire	Fibrilación auricular	Fibrillazione atriale
Atrijski septalni defekt	Atrial septal defect	Communication inter-auriculaire	Comunicación interauricular	Difetto del setto interatriale
Atrijskoventrikularni blok	Atrioventricular block (AV block)	Bloc auriculo-ventriculaire	Bloqueo auriculoventricular	Blocco atrioventricolare
Atrioventrikularni čvor	Atrioventricular node	Noeud atrio-ventriculaire	Nódulo auriculoventricular	Nodo atrioventricolare
Atrofija	Atrophy	Atrophie	Atrofia	Atrofia
Atropin	Atropine	Atropine	Atropina	Atropina
Audiometrija	Audiometry	Audiométrie	Audiometría	Audiometria

Hrvatski	Engleski	Francuski	Španjolski	Talijanski
Autizam	Autism	Autisme	Autismo	Autismo
Autoimunološka bolest	Autoimmune disease	Maladie auto-immune	Enfermedad autoinmune	Malattia autoimmunitaria
Automobilska nesreća	Car accident	Accident automobile (accident de la route)	Accidente automovilístico (siniestro de tráfico)	Incidente stradale
Avitamonoza	Avitaminosis	Avitaminose	Avitaminosis	Avitaminosi
Babica	Midwife	Sage-femme	Matrona (matrón)	Ostetrica (levatrice)
Babinje (puerperij)	Postnatal (postpartum period, puerperium)	Post-partum	Puerperio	Puerperio
Bademovo ulje	Almond oil	Huile d'amande	Aceite de almendras dulces	Olio di mandorla
Bakar	Copper	Cuivre	Cobre	Rame
Bakterija	Bacteria	Bacteria	Bacteria	Batterio
Bakterijemija	Bacteremia	Bactériémie	Bacteriemia (bacteremia)	Batteriemia
Bakterijska infekcija	Bacterial infection	Infection bactérienne	Infección bacteriana	Infezione batterica
Bakterijska infekcija rodnice (bakterijska vaginoza)	Bacterial vaginosis	Vaginose bactérienne	Vaginosis bacteriana	Infezione della vagina batterica (vaginosi)
Bakteriurija	Bacteriuria	Bactériurie	Bacteriuria	Batteriuria
Banka sperme	Sperm bank	Banque du sperme	Banco de semen	Banca del seme
Barbiturat	Barbiturate	Barbiturique	Barbitúrico	Barbiturico
Barotrauma	Barotrauma	Barotraumatisme	Barotraumatismo (barotrauma)	Barotrauma
Bartolinova žlijezda	Bartholin's gland	Glande de Bartholin	Glándula de Bartolino	Ghiandola di Bartolini
Batićasti prsti	Finger clubbing (digital clubbing)	Hippocratisme digital (doigts en baguettes de tambour)	Acropaquia (hipocratismo digital)	Dita ippocratiche (dita a bacchetta di tamburo)
Baza lubanje	Skull base	Base du crâne	Base del cráneo	Base del cranio
Bazofilni granulocit	Basophil granulocyte	Granulocyte basophile	Basófilo	Granulocita basofilo
Benigna pozicijska vrtoglavica	Benign positional vertigo	Vertige paroxystique positionnel bénin	Vértigo posicional paroxístico benigno	Cupololitiasi (canalolitiasi)
Benzidinski test stolice	Benzidine stool test	Analyse fécale de benzidine	Prueba de la bencidina	Prova della benzidina
Bijelo pranje	Leukorrhea	Leucorrhée	Leucorrea	Leucorea
Bilirubin	Bilirubin	Bilirubine	Bilirrubina	Bilirubina
Bilirubin u serumu	Serum bilirubin	Diagnostic différentiel pour bilirubine sérique	Análisis de bilirrubina sérica	Test della bilirubina
Biljni čaj	Herbal tea	Tisane	Tisana (infusión de hierbas)	Tisana (infuso di erbe)
Biofizikalni profil fetusa	Biophysical profile of the fetus	Profil biophysique foetal	Perfil biofísico fetal	Profilo biofisico fetale
Biokemijske pretrage krvi	Biochemical blood tests	Analyse de biochimie du sang	Exámenes bioquímicos de sangre	Test biochimici di sangue
Biološki roditelj	Biological parent	Parent biologique	Padre biológico	Genitore biologico
Biomarker	Biomarker	Biomarqueur	Marcador biológico	Biomarcatore
Biopsija	Biopsy	Biopsie	Biopsia	Biopsia
Biopsija bubrega	Kidney biopsy	Biopsie rénale	Biopsia renal	Biopsia renale
Biopsija endometrija	Endometrial biopsy	Biopsie endométriale	Biopsia endometrial	Biopsia endometriale
Biopsija jetre	Liver biopsy	Biopsie du foie	Biopsia hepática	Biopsia epatica
Biopsija koštane srži	Bone marrow biopsy	Biopsie ostéomédullaire	Biopsia de médula ósea	Biopsia del midollo osseo
Biopsija kože	Skin biopsy	Biopsie de peau	Biopsia de piel	Biopsia cutanea
Biopsija limfnog čvora	Lymph node biopsy	Biopsie du ganglion lymphatoque	Biopsia de ganglio linfático	Biopsia del linfonodo
Biopsija moždanih klijetki (ventrikulo-punkcija)	Brain ventricle biopsy	Biopsie d'un ventricule cérébral	Biopsia cerebral	Biopsia cerebrale (biopsia dei ventricoli cerebrali)
Biopsija pleure	Pleural biopsy	Biopsie pleurale	Biopsia pleural	Biopsia pleurica
Biopsija štitnjače	Thyroid biopsy	Biopsie thyroïdienne	Biopsia de tiroides	Biopsia della tiroide
Bipolarni poremećaj (manično-depresivna psihoza)	Bipolar disorder (manic-depressive psychosis)	Trouble bipolaire (psychose maniaco-dépressive)	Trastorno bipolar (psicosis maníaco-depresiva)	Psicosi maniaco-depressiva
Bjelančevina (protein)	Protein	Protéine	Proteína	Proteina
Bjelančevine u urinu	Urine protein test	Protéines dans les urines	Proteínas en la orina	Proteine nelle urine

Hrvatski	Engleski	Francuski	Španjolski	Talijanski
Bjelančevine u urinu (proteinurija)	Proteinuria (presence of proteins in urine)	Protéinurie (excès de protéines dans l'urine)	Proteinuria	Proteinuria
Bjeloočnica	Sclera	Sclère	Eclerótica	Sclera
Bjesnoća (rabies)	Rabies	Rage	Rabia	Rabbia
Blagavaonica	Dining-room	Salle à manger	Comedor	Sala da pranzo (cenàcolo)
Blastocista	Blastocyst	Blastocyste	Blastocisto	Blastocisti
Blizanačka trudnoća	Multiple pregnancy	Grossesse multiple	Embarazo múltiple	Gravidanza gemellare
Blizanci	Twins	Jumeaux	Gemelos	Gemelli
Bljedilo	Paleness (pallor)	Pâleur	Palidez	Pallore
Blok grane Hisovog snopića	Bundle branch block	Bloc de branche	Bloqueo de rama	Blocco di branca
Boca s kisikom	Oxygen storage tank	Réservoir d'oxygène	Tanque de oxígeno	Serbatoio di ossigeno
Bočica	Vial	Fiole	Frasquito	Bottiglietta (boccetta)
Bol	Pain	Douleur	Dolor	Dolore
Bol pri mokrenju (strangurija)	Painful urination (strangury)	Urination douloureuse (strangurie)	Micción dolorosa (angurria)	Minzione dolorosa (stranguria)
Bol pri snošaju	Painful sexual intercourse (dyspareunia)	Douleur lors du rapport sexuel (dyspareunie)	Relación sexual dolorosa (coitalgia, dispareunia)	Dolore durante rapporto sessuale (dispareunia)
Bol u dojci (mastalgija)	Breast pain (mastalgia)	Douleur au sein (mastodynie)	Dolor en la mama (mastalgia)	Dolore al seno (mastalgia)
Bol u epigastriju	Epigastric pain	Douleur épigastrique	Dolor epigástrico	Gastralgia
Bol u leđima (dorzopatija)	Back pain (dorsalgia)	Mal de dos (dorsalgie)	Dolor de espalda (dorsalgia)	Mal di schiena (dorsopatia)
Bol u prsištu	Chest pain	Douleur thoracique	Dolor torácico	Dolore toracico
Bol u trbuhu	Abdominal pain	Douleur abdominale	Dolor abdominal	Dolore addominale
Bolesnička soba	Patient's room	Chambre de malade	Cuarto del paciente	Camera di malato
Bolesnik	Patient	Patient (malade)	Paciente	Paziente (ammalato)
Bolest hijaline membrane (respiratorni sindrom novorođenćeta)	Hyaline membrane disease (infant respiratory distress syndrome)	Maladie des membranes hyalines (détresse respiratoire néonatale)	Enfermedad de la membrana hialina (síndrome de distrés respiratorio)	Sindrome da distress respiratorio del neonato (malattia da membrane ialine polmonari)
Bolesti krvnih žila	Blood vessel diseases	Maladies des vaisseaux sanguins	Enfermedades de los vasos sanguíneos	Malattie dei vasi sanguigni
Bolesti srčanih zalistaka	Heart valve diseases	Maladies des valves cardiaques	Enfermedades de las válvulas del corazón	Malattie delle valvole cardiache
Bolna menstruacija (dismenoreja)	Painful menstruation (dysmenorrhea)	Règle douloureuse (dysménorrhée)	Menstruación dolorosa (dismenorrea)	Mestruazione dolorosa (dismenorrea)
Bolna ovulacija (mittelschmerz)	Ovulation pain (mittelschmerz)	Douleurs ovulatoires (mittelschmerz)	Ovulación dolorosa	Dolore ovulatorio (mittelschmerz)
Bolni sindrom	Pain syndrome	Syndrome de douleur	Síndrome doloroso	Sindrome dolorosa
Bolnica	Hospital	Hôpital	Hospital	Ospedale (policlinico)
Bolno gutanje (odinofagija)	Painful swallowing (odynophagia)	Déglutition douloureuse (odynophagie)	Dolor al tragar (odinofagia)	Deglutizione dolorosa (odinofagia)
Bora	Wrinkle	Ride	Arruga	Ruga
Borova otopina	Boric acid	Acide borique	Ácido bórico	Acido borico
Brada	Chin	Menton	Barbilla (mentón)	Mento
Bradavica	Nipple	Mamelon (papille)	Pezón	Capezzolo
Bradavica (virusna bradavica)	Wart	Verrue	Verruga	Verruca
Broj	Number	Numéro	Número	Numero
Broj trudnoća	Parity	Parité	Paridad	Parità di gravidanze
Brom-sulfalein test funkcije jetre	Bromsulphalein liver function test	Test de la bromesulfonephtaléine	Prueba de la función hepática con bromosulfaleína	Test dela bromosulfaleina di funzionalità epatica
Bronhiola	Bronchiole	Bronchiole	Bronquiolo	Bronchiolo
Bronhodilatator	Bronchodilator	Bronchodilatateur	Broncodilatador	Broncodilatatore
Bronhografija	Bronchography	Bronchographie	Broncografía	Broncografia
Bronhoskopija	Bronchoscopy	Bronchoscopie	Broncoscopia	Broncoscopia
Bronhospazam	Bronchospasm	Bronchospasme	Broncoespasmo	Broncospasmo
Brzi test na streptokok (strep-test)	Rapid strep test	Test de diagnostic rapide du streptocoque	Prueba rápida para estreptococo	Test rapido dello streptococco
Bubnjić	Eardrum (tympanic membrane)	Tympan	Tímpano	Timpano (membrana timpanica)
Bubnjište	Tympanic cavity	Cavité tympanique	Cavidad timpánica	Cassa del timpano

Hrvatski	Engleski	Francuski	Španjolski	Talijanski
Bubreg	Kidney	Rein	Riñón	Rene
Bubrežna kolika (renalna kolika)	Renal colic	Colique néphrétique	Cólico nefrítico (cólico renal)	Colica renale
Bubrežni kamenac (nefrolitijaza)	Kidney stone (nephrolithiasis)	Calcul rénal (néphrolithiase, lithiase urinaire)	Piedra en el riñon (cálculo renal, litiasis renal)	Calcolosi renale (nefrolitiasi)
Bulbouretralna žlijezda (Cowperova žlijezda)	Bulbourethral gland (Cowper's gland)	Glande de Cowper (glande bulbo-uretrale)	Glándula bulbouretral (glándula de Cowper)	Ghiandola bulbouretrale (ghiandola di Cowper)
Bulimija	Bulimia	Boulimie	Bulimia	Bulimia
Bušilica	Drill	Perceuse	Taladro	Trapano (trivella)
CA 125 (karcinomski antigen 125)	CA 125 (cancer antigen 125)	Antigène de cancer CA 125	Marcador tumoral CA 125	CA 125 (antigene di carcinoma 125)
CA 19-9 (karbohidratni antigen)	CA 19-9 (carbohydrate antigen)	Antigène de cancer CA 19-9 (antigène d'hydrate de carbone)	CA 19-9 (antígeno carbohidrato 19-9)	CA 19-9 (antigene carboidratico)
Carski rez	Cesarean section (C-section)	Césarienne	Cesárea	Taglio cesareo
Cefalokela	Cephalocele	Céphalocèle	Cefalocele	Cefalocèle
Cefalometrija	Cephalometry	Céphalométrie	Cefalometría	Cefalometria
Cefalosporin	Cephalosporin	Céphalosporine	Cefalosporina	Cefalosporina
Celijakija	Coeliac disease (celiac disease)	Maladie coeliaque	Celiaquía (enfermedad celíaca)	Celiachia (malattia caliacha)
Celulitis	Cellulitis	Cellulite	Celulitis	Cellulite
Centralni venozni pritisak (CVP)	Central venous pressure (CVP)	Pression veineuse centrale	Presión venosa central	Pressione venosa centrale
Cerebralna aneurizma	Cerebral aneurysm	Anévrisme intra-crânien	Aneurisma cerebral	Aneurisma cerebrale
Cerebralna angiografija	Cerebral angiography	Angiographie cérébrale	Angiografía cerebral	Angiografia cerebrale
Cerebralna paraliza	Cerebral palsy	Infirmité motorice cérébrale	Parálisis cerebral	Paralisi cerebrale infantile
Cerkarija	Cercaria	Cercaire	Cercaria	Cercaria
Cervikalna displazija	Cervical dysplasia	Dysplasie du col de l'utérus	Displasia del cuello uterino	Displasia cervicale
Cervikalna erozija	Cervical erosion	Érosion du col de l'utérus	Erosión cervical	Erosione cervicale
Cervikalna inkompetencija	Cervical incompetence	Incompétence cervicale	Incompetencia cervical	Incontinenza cervicale
Cijanoza	Cyanosis	Cyanose	Cianosis	Cianosi
Cijepljenje	Vaccination (inoculation)	Vaccination (inoculation)	Vacunación	Vaccinazione (inoculazione)
Cilijarni mišić	Ciliary muscle	Muscle ciliaire	Músculo ciliar	Muscolo ciliare
Cink	Zinc	Zinc	Zinc (cinc)	Zinco
Cinkova pasta	Zinc ointment	Pommade à l'oxyde de zinc	Pasta de óxido de zinc	Zinco pasta
Cista	Cyst	Kyste	Quiste	Cisti (ciste)
Cista na jajniku	Ovarian cyst	Kyste ovarien	Quiste ovárico	Cisti ovarica
Cistična fibroza	Cystic fibrosis	Mucoviscidose (fibrose kystique)	Fibrosis quística (mucoviscidosis)	Fibrosi cistica
Cistografija	Cystography	Cystographie	Cistografía	Cistografia
Cistoskopija	Cystoscopy	Cystoscopie	Cistoscopia	Cistoscopia
Citologija	Cytology	Cytologie	Citología	Citologia
Citomegalovirus (CMV)	Cytomegalovirus (CMV)	Cytomégalovirus (CMV)	Citomegalovirus (CMV)	Citomegalovirus (CMV)
Citostatik	Cytostatic	Cytostatique	Citostático	Citostatico
Cjepivo	Vaccine	Vaccin	Vacuna	Vaccino
Crijevna kost	Ilium	Ilion (ilium)	Ilion	Osso iliaco
Crijevna resica	Intestinal villus	Villosité intestinale	Vellosidad intestinal	Villo intestinale
Crijevni sok	Intestinal juice	Suc intestinal	Jugo intestinal	Succo intestinale
Crijevo	Intestine	Intestin	Intestin	Intestino
Crna stolica (melena)	Black stool (melena)	Selles noir (melanea, méléna)	Heces negras (melena)	Feci picee (melena)
Crvena stolica	Red colored stool	Selles rouges	Heces de color rojo	Feci di colore rosso
Crveni urin	Red urine	Urine rouge	Orina de color rojo	Urina di colore rosso
Crvenilo kože (eritem)	Redness of the skin (erythema)	Érythème (rougeur de la peau)	Enrojecimiento de la piel (eritema)	Eritema

Hrvatski	Engleski	Francuski	Španjolski	Talijanski
Curenje iz nosa (rinoreja)	Runny nose (rinorrhea)	Écoulement par le nez (rhinorhée)	Goteo nasal (rinorrea)	Naso che cola (rinorrea)
Čaj	Tea	Thé	Té	Tè
Čašica zdjelične kosti (acetabulum)	Acetabulum	Acetabulum	Acetábulo	Cotile (acetabolo)
Čekaonica	Waiting -room	Salle d'attente	Sala de espera	Sala d'aspetto
Čekić (malleus)	Hammer (malleus)	Marteau (malléus)	Martillo (malleus)	Martello
Čeljust	Jaw	Mâchoire	Quijada	Scheletro della bocca
Čelo	Forehead	Front	Frente	Fronte
Čeona kost	Frontal bone	Os frontal	Hueso frontal	Osso frontale
Čepić	Suppository	Suppositoire	Supositorio	Supposta
Četiri	Four	Quatre	Cuatro	Quattro
Četrdeset	Forty	Quarante	Cuarenta	Quaranta
Četrdeset drugi	Forty-second	Quarante-deuxième	Cuadragésimo segundo	Quarantaduesimo
Četrdeset drugi tjedan	Forty-second week	Quarante-deuxième semaine	Cuadragésimo segunda semana	Quarantaduesima settimana
Četrdeset prvi	Forty-first	Quarante-et-unième	Cuadragésimo primero	Quarantunesimo
Četrdeset prvi tjedan	Forty-first week	Quarante-et-unième semaine	Cuadragésimo primera semana	Quarantunesima settimana
Četrdeseti	Fortieth	Quarantième	Cuadragésimo	Quarantesimo
Četrdeseti tjedan	Fortieth week	Quarantième semaine	Cuadragésima semana	Quarantesima settimana
Četristo	Four hundred	Quatre cents	Cuatrocientos	Quattrocento
Četrnaest	Fourteen	Quatorze	Catorce	Quattordici
Četrnaesti	Fourteenth	Quatorzième	Decimocuarto	Quattordicesimo
Četrnaesti tjedan	Fourteenth week	Quatorzième semaine	Decimocuarta semana	Quattordicesima settimana
Četvorci	Quadruplets	Quadruplés	Cuatrillizos	Quattro gemelli
Četvrti	Fourth	Quatrième	Cuarto	Quarto
Četvrti mjesec	Fourth month	Quatrième mois	Cuarto mes	Quarto mese
Četvrti tjedan	Fourth week	Quatrième semaine	Cuarta semana	Quarta settimana
Čir (ulkus)	Ulcer	Ulcère	Úlcera (llaga)	Ulcera (ulcerazione)
Čir na želucu	Gastric ulcer	Ulcère de l'estomac	Úlcera gástrica	Ulcera gastrica
Čmar (anus)	Anus	Anus	Ano	Ano
Čvorasta guša (nodularna struma)	Nodular goiter	Goitre multinodulaire	Bocio nodular	Gozzo multinodulare
Ćelavost	Alopecia	Alopécie	Alopecia	Alopecia
Ćopavo stopalo (uvrnuto stopalo, pes equinovarus)	Club foot (talipes equinovarus)	Pied-bot (pied-bot équin)	Pie equinovaro (talipes equinovarus, pie bot, pie retorcido)	Piede equino (talipes equinovarus)
Dalekovidnost	Farsightedness (hyperopia)	Hypermétropie	Hipermetropía	Ipermetropia
Daltonizam	Daltonism	Daltonisme	Daltonismo	Daltonismo
Dan	Day	Jour	Día	Giorno
Danas	Today	Aujourd'hui	Hoy	Oggi
Darovanje krvi (donacija krvi)	Blood donation	Don de sang	Donación de sangre	Donazione del sangue
Davalac (donator)	Donor	Donneur	Donante	Donatore/donatrice
Davanje lijekova	Administration of drugs	Administration des médicaments	Administración de fármacos	Somministrazione dei farmaci
Davljenje	Strangulation	Strangulation (étranglement)	Estrangulamiento	Strangolamento (strozzamento)
Debelo crijevo	Large intestine (colon)	Gros intestin (côlon)	Intestino grueso (colon)	Intestino crasso (colon)
Debljanje	Gaining weight	Grossissement	Engorde (ganar peso)	Ingrossamento (divenire grosso)
Debljina (gojaznost)	Obesity	Obésité	Obesidad	Obesità
Defekografija	Defecography	Défécographie	Defecografía	Defecografia
Defibrilacija	Defibrillation	Défibrillation	Desfibrilación	Defibrillazione
Defibrilator	Defibrillator	Défibrillateur	Desfibrilador	Defibrillatore
Deformacija kralježnice	Spinal deformity	Difformité spinale	Deformidad vertebral	Degenerazione spinale
Deformacija stopala	Foot deformity	Difformité du pied	Deformidad del pie	Difetto del piede
Dehidracija	Dehydration	Déshydratation	Deshidratación	Disidratazione
Deka	Blanket	Couverture	Manta (cobija)	Schiavina

Hrvatski	Engleski	Francuski	Španjolski	Talijanski
Dekompresijska bolest (kesonska bolest)	Decompression sickness (diver's disease, caisson disease)	Maladie de décompression (maladie des plongeurs, maladie des caissons)	Síndrome de decompresión (enfermedad de los buzos, mal de presión)	Malattia di decompressione (sindrome di Caisson)
Dekubitus	Bedsore (decubitus ulcer)	Escarre (plaie de lit, ulcère de décubitus)	Úlcera de decúbito	Piaga da decubito (decubito)
Delirij	Delirium	Delirium	Delirio	Delirio
Demencija	Dementia	Démence	Demencia	Demenza
Demineralizacija	Demineralization	Déminéralisation	Desmineralización	Demineralizzazione
Dendrit	Dendrite	Dendrite	Dendrita	Dendrite
Denzitometrija kostiju (apsorpciometrija kostiju)	Bone densitometry (dual energy X-ray absorpriometry)	Ostéodensitométrie	Densitometría ósea	Densità minerale ossea
Depresija	Depression	Dépression	Depresión	Depressione
Dermatoskopija (dermoskopija)	Dermatoscopy (dermoscopy)	Dermatoscopie (dermoscopie)	Dermatoscopia	Dermatoscopia (dermoscopia)
Deset	Ten	Dix	Diez	Dieci
Deseti	Tenth	Dixième	Décimo	Decimo
Deseti tjedan	Tenth week	Dixième semaine	Décima semana	Decima settimana
Desni	Gums (gingiva)	Gencive	Encía	Gengiva
Desno	Right	Droite	Derecha	Destra
Devedeset	Ninety	Quatre-vingt-dix	Noventa	Novanta
Devet	Nine	Neuf	Nueve	Nove
Deveti	Ninth	Neuvième	Noventa	Nono
Deveti mjesec	Nineth month	Neuvième mois	Noveno mes	Nono mese
Deveti tjedan	Ninth week	Neuvième semaine	Novena semana	Nona settimana
Devetnaest	Nineteen	Dix-neuf	Diecinueve	Diciannove
Devetnaesti	Nineteenth	Dix-neuvième	Decimonoveno	Diciannovesimo
Devetnaesti tjedan	Nineteenth week	Dix-neuvième semaine	Decimonovena semana	Diciannovesima settimana
Devetsto	Nine hundred	Neuf cents	Novecientos	Novecento
Dezoksiribonukleinska kiselina (DNK)	Deoxyribonucleic acid (DNA)	Acide désoxyribonucléique	Ácido desoxirribonucleico	Acido desossiribonucleico (DNA)
Dezorijentiranost	Disorientation	Désorientation	Desorientación	Disorientamento
Diferencijalna dijagnoza	Differential diagnosis	Diagnostic différentiel	Diagnóstico diferencial	Diagnosi differenziale
Digestiv	Digestive	Médicament digestif	Digestivo	Digestivo
Digitalna supstrakcijska angiografija	Digital subtraction angiography	Angiographie numérique	Angiografía de sustracción digital	Angiografia digitale a sottrazione
Dijabetes	Diabetes	Diabète	Diabetes	Diabete
Dijabetična ketoacidoza	Diabetic ketoacidosis	Cétoacidose diabétique	Cetoacidosis diabética	Chetoacidosi diabetica
Dijabetična koma	Diabetic coma	Coma diabétique	Coma diabético	Coma diabetico
Dijabetična nefropatija	Diabetic nephropathy	Néphropathie diabétique	Nefropatía diabética	Nefropatia diabetica
Dijabetična neuropatija	Diabetic neuropathy	Neuropathie diabétique	Neuropatía diabética	Neuropatia diabetica
Dijabetična retinopatija	Diabetic retinopathy	Rétinopathie diabétique	Retinopatía diabética	Retinopatia diabetica
Dijafragma	Diaphragm (Dutch cap)	Diaphragme	Diafragma	Diaframma
Dijagnoza	Diagnosis	Diagnostic	Diagnóstico	Diagnosi
Dijaliza	Dialysis	Dialyse	Diálisis	Dialisi
Dijaliza bubrega	Renal dialysis	Dialyse rénale	Diálisis renal	Dialisi renale
Dijaliza jetre	Liver dialysis	Dialyse hépatique	Diálisis de hígado	Dialisi epatica
Dijeta	Diet	Régime alimentaire	Régimen (dieta)	Dieta (regime dietetico)
Dijetetsko sredstvo	Anti-obesity medication	Médicament anti-obésité	Fármaco antiobesidad	Dimagrante (farmaco antiobesità)
Dinamometar	Dynamometer	Dynamomètre	Dinamómetro	Dinamometro
Disanje	Breathing	Respiration	Respiración	Respirazione
Diseminirana intravaskularna koagulacija	Disseminated intravascular coagulation	Coagulation intravasculaire disséminée	Coagulación intravascular diseminada	Coagulazione intravascolare disseminata

Hrvatski	Engleski	Francuski	Španjolski	Talijanski
Diskartroza	Discarthrosis (degenerative disc disease)	Arthrose du disque intervertébral	Discartrosis	Discartrosi (discopatia degenerativa)
Disleksija	Dyslexia	Dyslexie	Dislexia	Dislessia
Dislokacija ulomaka	Dislocated fragments	Fragments deboîtées	Dislocación de los fragmentos	Dislocazione dei frammenti
Dispepsija (nervozni želudac)	Dyspepsia (upset stomach)	Dyspepsie	Dispepsia (indigestión)	Dispepsia
Distonija	Dystonia	Dystonie	Distonía	Distonia
Diuretik	Diuretic	Diurétique	Diurético	Diuretico
Divertikul na debelom crijevu	Colon diverticulum	Diverticule du côlon	Divertículo del colon	Diverticolo del colon
Divovski stas	Gigantism	Gigantisme	Gigantismo	Gigantismo
Dizalo	Elevator	Ascenseur	Elevador	Ascensore
Dječje zarazne bolesti	Childhood infectious diseases	Maladies infectieuses des enfants	Enfermedades infantiles contagiosas	Malattie infettive dei bambini
Djelomična dislokacija (subluksacija)	Partial dislocation (subluxation)	Luxation incomplète (subluxation)	Desplazamiento de una articulación (subluxación)	Lussazione incompleta (sublussazione)
Djevičnjak (himen)	Hymen	Hymen	Himen	Imene
Dlaka	Hair	Poil	Pelo	Pelo
Dlan	Palm	Paume	Palma	Palmo
DNK analiza	DNA analysis	Analyse de l'ADN	Análisis de DNA	Analisi del DNA
Dobroćudni tumor (benigni tumor)	Benign tumor	Tumeur bénigne	Tumor benigno	Tumore benigno
Dojenje	Breastfeeding	Allaitement	Lactancia materna	Allattamento
Dojenje (laktacija)	Lactation	Lactation	Lactancia	Lattazione
Dojka	Breast	Sein	Mama	Mammella
Dolje (ispod)	Down (below)	En bas (au-dessous)	Abajo	In basso
Donacija jajašca	Egg donation	Donneuse d'ovule	Donación de ovocitos	Ovodonazione
Donja čeljust (mandibula)	Lower jaw (mandible)	Mandibule	Mandíbula	Mandibola
Donja šuplja vena	Inferior vena cava	Veine cave inférieure	Vena cava inferior	Vena cava inferiore
Donožje (metatarzus)	Metatarsus	Métatarse	Metatarso	Metatarso
Doručak	Breakfast	Petit déjeuner	Desayuno	Colazione
Doštitnjača	Parathyroid gland	Parathyroïde	Glándula paratiroides	Paratiroide
Downov sindrom (mongoloidizam, trisomija 21)	Down syndrome (trisomy 21)	Syndrome de Down (trisomie 21)	Síndrome de Down (trisomía 21)	Sindrome di Down (trisomía 21)
Doza	Dose	Dose	Dosis	Dose
Draže ja (tableta)	Tablet	Comprimé	Comprimido	Compressa (pasticca, tavoletta)
Dražica (klitoris)	Clitoris	Clitoris	Clítoris	Clitoride
Dren	Drain tube	Drain	Sonda de drenaje	Tubo di drenaggio
Drenaža	Drainage	Drainage	Drenaje	Drenaggio
Drenažni položaj	Postural drainage	Drainage postural	Drenaje postural	Drenaggio posturale
Drhtanje (tremor)	Tremor	Tremblement	Temblor	Tremito (tremore)
Drhtanje ruku	Hand tremor	Tremblement des mains	Temblor en las manos	Tremore delle mani
Drugi	Second	Deuxième	Segundo	Secondo
Drugi mjesec	Second month	Deuxième mois	Segundo mes	Secondo mese
Drugi tjedan	Second week	Deuxième semaine	Segunda semana	Seconda settimana
Drugi trimestar	Second trimester	Deuxèmetrimestre	Segundo trimestre	Secondo trimestre
Ductus Botalli	Ductus arteriosus (ductus Botalli shunt)	Canal artériel	Ductus arteriosus (conducto arterioso de Botal)	Dotto arterioso di Botallo
Dugotrajna bolna erekcija (prijapizam)	Long-lasting painful erection (priapism)	Érection persistente douloureuse (priapisme)	Erección sostenida y dolorosa (priapismo)	Erezione persistente dolorosa (priapismo)
Dušnica (bronh)	Bronchus	Bronche	Bronquio	Bronco
Dušnik	Windpipe (trachea)	Trachée	Tráquea	Trachea
Dužina novorođenčeta	Body length of a newborn	Taille corporelle du nouveau-né	Talla de un neonato	Lunghezza di neonato
Dva	Two	Deux	Dos	Due
Dvadeset	Twenty	Vingt	Veinte	Venti
Dvadeset četvreti tjedan	Twenty-fourth week	Vingt-quatrième semaine	Vigésimo cuarta semana	Ventiquattresima settimana

Hrvatski	Engleski	Francuski	Španjolski	Talijanski
Dvadeset četvrti	Twenty-fourth	Vingt-quatrième	Vigésimo cuarto	Ventiquattresimo
Dvadeset deveti	Twenty-ninth	Vingt-neuvième	Vigésimo noveno	Ventinovesimo
Dvadeset deveti tjedan	Twenty.ninth week	Vingt-neuvième semaine	Vigésimo novena semana	Ventinovesima settimana
Dvadeset drugi	Twenty-second	Vingt-deuxième	Vigésimo segundo	Ventiduesimo
Dvadeset drugi tjedan	Twenty-second week	Vingt-deuxième semaine	Vigésimo segunda semana	Ventiduesima settimana
Dvadeset i dva	Twenty-two	Vingt-deux	Veintidós	Ventidue
Dvadeset osmi tjedan	Twenty-eighth week	Vingt-huitième semaine	Vigésimo octava semana	Ventottesima settimana
Dvadeset peti	Twenty-fifth	Vingt-cinquième	Vigésimo quinto	Venticinquesimo
Dvadeset peti tjedan	Twenty-fifth week	Vingt-cinquième semaine	Vigésimo quinta semana	Venticinquesima settimana
Dvadeset prvi	Twenty-first	Vingt-et-unième	Vigésimo primero	Ventunesimo
Dvadeset prvi tjedan	Twenty-first week	Vingt-et-unième semaine	Vigésimo primera semana	Ventunesima settimana
Dvadeset sedmi	Twenty-seventh	Vingt-septième	Vigésimo séptimo	Ventisettesimo
Dvadeset sedmi tjedan	Twenty-seventh week	Vingt-septième semaine	Vigésimo séptima semana	Ventisettesima settimana
Dvadeset šesti	Twenty-sixth	Vingt-sixième	Vigésimo sexto	Ventiseiesimo
Dvadeset šesti tjedan	Twenty-sixth week	Vingt-sixième semaine	Vigésimo sexta semana	Ventiseiesima settimana
Dvadeset treći	Twenty-third	Vingt-troisième	Vigésimo tercero	Ventitreesimo
Dvadeset treći tjedan	Twenty-third week	Vingt-troisième semaine	Vigésimo tercera semana	Ventitreesima settimana
Dvadeseti	Twentieth	Vingtième	Vigésimo	Ventesimo
Dvadeseti tjedan	Twentieth week	Vingtième semaine	Vigésima semana	Ventesima settimana
Dvadest i jedan	Twenty-one	Vingt et un	Veintiuno	Ventuno
Dvadest osmi	Twenty-eighth	Vingt-huitième	Vigésimo octavo	Ventottesimo
Dvanaesnik (duodenum)	Duodenum	Duodénum	Duodeno	Duodeno
Dvanaest	Twelve	Douze	Doce	Dodici
Dvanaesti	Twelfth	Douzième	Duodécimo	Dodicesimo
Dvanaesti tjedan	Twelfth week	Douzième semaine	Duodécima semana	Dodicesima settimana
Dvije tisuće	Two thousand	Deux mille	Dos mil	Duemila
Dvjesto	Twohundred	Deux cents	Doscientos	Duecento
Dvojajčani blizanci	Dizygotic twins (biovular twins)	Jumeaux dizygotes	Gemelos dicigóticos (mellizos)	Gemelli fraterni (gemelli dizigoti)
Dvoslike	Double vision (diplopia)	Vision double (diplopie)	Visión doble (diplopía)	Visione doppia (diplopia)
Dvospolnost	Hermaphroditism	Hermaphrodisme	Hermafroditismo	Ermafroditismo
Edem	Edema	Oedème	Edema (hidropesía)	Edema
Edem mozga	Cerebral edema	Oedème cérébral	Edema cerebral	Edema cerebrale
Egzantem	Exanthem	Exanthème	Exantema	Esantema
Ehoencefalografija	Echoencephalography	Échoencéphalographie	Ecoencefalografia	Ecoencefalografia
Ejakulat	Ejaculation	Éjaculation	Eyaculación	Eiaculazione
Ekcem	Eczema	Eczéma	Eccema (eczema)	Eczema
Eklampsija	Eclampsia	Éclampsie	Eclampsia	Eclampsia
Eksplozivna rana	Explosive wound	Blessure par explosion	Lesión por explosión	Ferita esplosiva
Elastin	Elastin	Élastine	Elastina	Elastina
Elefantijaza (limfedem)	Elephantiasis (lymphedema)	Éléphantiasis (filariose lymphatique)	Elefantiasis	Elefantiasi
Električni stimulator srca	Pacemaker	Stimulateur cardiaque (pacemaker, pile)	Marcapasos	Cardiostimolatore (stimolatore cardiaco)
Elektroda	Electrode	Électrode	Electrodo	Elettrodo
Elektroencefalografija (EEG)	Electroencephalography (EEG)	Électro-encéphalographie (EEG)	Electroencefalografía	Elettroencefalografia
Elektroforeza proteina u serumu	Serum protein electrophoresis	Électrophorèse des protéines	Electroforesis de proteínas séricas	Elettroforesi delle sieroproteine
Elektrokardiografija (EKG)	Electrocardiography (ECG)	Électrocardiographie (ECG)	Electrocardiografia (ECG, EKG)	Elettrocardiografia
Elektrokirurgija	Electrosurgery	Électrochirurgie	Electrocirugía	Elettrochirurgia
Elektrolit	Electrolyte	Électrolyte	Electrolito	Elettrolita
Elektromagnetska hipersenzibilnost	Electromagnetic hypersensitivity	Sensibilité éléctromagnétique	Hipersensibilidad electromagnética	Elettrosensibilità
Elektromiografija (EMG)	Electromyography (EMG)	Électromyographie	Electromiografía	Elettromiografia

Hrvatski	Engleski	Francuski	Španjolski	Talijanski
Elektroneurografija	Electroneurography	Électroneurographie	Electroneurografia	Elettroneurografia
Elektroretinografija	Electroretinography	Électrorétinographie	Electrorretinografía	Elettroretinografia
Elektroterapija	Electrotherapy	Électrothérapie	Electroterapia	Elettroterapia
Embolija	Embolism	Embolie	Embolia	Embolismo (embolia)
Embrij (zametak)	Embryo	Embryon	Embrión	Embrione
Embrionalni karcinom	Embryonal carcinoma	Carcinome embryonnaire	Carcinoma embrional	Carcinoma embrionale
Emulzija	Emulsion	Émulsion	Emulsión	Emulsione
Encefalokela	Encephalocele	Encéphalocèle	Encefalocele	Encefalocele
Encefalopatija	Encephalopathy	Encéphalopathie	Encefalopatía	Encefalopatia
Endometrioza	Endometriosis	Endométriose	Endometriosis	Endometriosi
Endoskopija	Endoscopy	Endoscopie	Endoscopia	Endoscopia
Endoskopska retrogradna kolangio-pankreatografija (ERCP)	Endoscopic retrograde cholangiopancreato-graphy (ERCP)	Cholangiopancréato-graphie rétrograde endoscopique	Colangiopancreatogra-fía retrógrada endoscópica	Colangio-pancreatografia endoscopica retrograda
Endotoksični šok	Endotoxic shock	Choc endotoxique	Choque endotoxico	Shock endotossico
Endotrahealna kanila	Endotracheal tube	Sonde d'intubation endotrachéale	Sonda endotraqueal	Tubo endotracheale
Enteroskopija	Enteroscopy	Entéroscopie	Enteroscopia	Enteroscopia
Eozinofil	Eosinophil	Éosinophile	Eosinófilo	Eosinofilo
EPH-gestoze (preeklampsija)	EPH gestosis (preeclampsia)	Pré-éclampsie	Preeclampsia	Preeclampsia (gestosi)
Epidemija	Epidemic	Épidémie	Epidemia	Epidemia
Epiduralni hematom	Epidural hematoma	Hématome épidural	Hematoma epidural	Ematoma epidurale
Epiduralno krvarenje	Epidural bleeding	Hémorragie épidurale	Hemorragia epidural	Emorragia epidurale
Epilepsija	Epilepsy	Épilepsie	Epilepsia	Epilessia
Epruveta	Test tube	Tube à essai	Tubo de ensayo	Provetta
Eritrocit (crveno krvno tjelešce)	Erythrocyte (red blood cell)	Érythrocyte (hématie, globule rouge)	Eritrocito (glóbulo rojo)	Eritrocita (globulo rosso)
Eritromicin	Erythromycin	Érythromycine	Eritromicina	Eritromicina
Esencijalna hipertenzija	Essential hypertension	Hypertension artérielle essentielle	Hipertensión esencial	Ipertensione arteriosa essenziale
Estrogen	Estrogen	Estrogène	Estrógeno	Estrogeno
Estrogen placente	Placental estrogen	Oestrogène placentaire	Estrógeno de la placenta	Estrogeno placentare
Eterično ulje	Essential oil	Huile essentielle	Aceite esencial	Olio essenziale (olio eterico)
Ezofagogastroduo-denoskopija	Esophagogastroduo-denoscopy	Endoscopie oeso-gastro-duodénale	Esofagogastroduo-denoscopia	Esofagogastroduo-denoscopia
Fallotova tetralogija	Tetralogy of Fallot	Tétralogie de Fallot	Tetralogía de Fallot	Tetralogia di Fallot
Febrilne konvulzije	Febrile convulsions	Convulsion hyperthermique	Convulsiones febriles	Convulsioni febbrili
Fenilketonurija	Phenylketonuria	Phénylcétonurie	Fenilcetonuria	Fenilchetonuria
Fenolsulfoftaleinski test (PSP-test)	Phenolsulfonphthalein test (PSP test)	Épruve à la phénosulfonphtaléine	Prueba de la fenolsulfonftaleína	Test alla fenolsulfonftaleina
Fentanil	Fentanyl	Fentanyl	Fentanilo	Fentanyl
Fetalna hipertrofija	Macrosomia (big baby syndrome)	Macrosomie foetale	Macrosomía fetal	Macrosomia fetale
Fetalna hipotrofija	Fetal hypotrophy	Hypotrophie foetale	Hipotrofia fetal	Ipotrofia fetale
Fetalna pH-metrija	Fetal pH-metry	pH-métrie foetale	pH-metría fetal	pH-metria fetale
Fetoskopija	Fetoscopy	Foetoscopie	Fetoscopia	Fetoscopia
Fetus	Fetus	Foetus	Feto	Feto
Fetusni alkoholni sindrom	Fetal alcohol syndrome	Syndrome d'alcoolisation foetale	Síndrome de alcoholismo fetal	Sindrome alcolica fetale
Fibrin	Fibrin	Fibrine	Fibrina	Fibrina
Fibrinogen	Fibrinogen	Fibrinogène	Fibrinógeno	Fibrinogeno
Fibroblast	Fibroblast	Fibroblaste	Fibroblasto (célula fija)	Fibroblasto
Fibrocistična bolest dojke	Fibrocystic breast disease	Mastopathie fibrocystique	Mastitis quística crónica (enfermedad fibroquística)	Mastopatia fibrocistica
Fitoterapija	Phytotherapy	Phytothérapie	Fitoterapia	Fitoterapia
Fizikalna terapija	Physical therapy	Physiothérapie	Fisioterapia	Fisioterapia
Fiziološka otopina	Saline solution	Solution physiologique	Suero fisiológico	Soluzione fisiologica
Fizioterapeut	Physiotherapist	Physiothérapeute	Fisioterapeuta	Fisioterapista
Flaster	Plaster (adhesive strip)	Pansement	Tira adhesiva sanitaria	Cerotto
Flebotromboza	Phlebothrombosis	Phlébothrombose	Flebotrombosis	Flebotrombosi

Hrvatski	Engleski	Francuski	Španjolski	Talijanski
Fluoroskopija	Fluoroscopy	Fluoroscopie	Fluoroscopia	Fluoroscopia
Fobija	Phobia	Phobie	Fobia	Fobia
Fokusirani ultrazvuk visokog intenziteta	High intensity focused ultrasound	Ultrasons focalisés de haute intensité	Ultrasonido focalizado de alta intensidad (HIFU)	Ultrasuono ad alta intensità focalizzato
Folikulin (estradiol)	Estradiol	Estradiol	Estradiol	Estradiolo
Folikulitis	Folliculitis	Folliculite	Foliculitis	Follicolite
Forceps (kliješta)	Forceps	Forceps	Fórceps	Forcipe
Fosfolipid	Phospholipid	Phospholipide	Fosfolípido	Fosfolipide
Fosfor	Phosphorus	Phosphore	Fósforo	Fosforo
Fotofobija (strah od svjetla)	Photophobia (fear of light)	Photophobie (crainte de la lumière)	Fotofobia (intolerancia a la luz)	Fotofobia
Frekvencija trudova	Labor contraction frequency	Fréquence des contractions utérines	Frecuencia de las contracciones uterinas	Frequenza di contrazioni uterine
Frigidnost	Frigidity	Frigidité	Frigidez	Frigidità
Funkcionalna magnetska rezonancija (FMR)	Functional magnetic resonance imaging (functional MRI)	Imagerie par résonance magnétique fonctionnelle (IRMf)	Imagen por resonancia magnética funcional (IRMf)	Risonanza magnetica funzionale
Funkcionalne pretrage jetre	Liver function tests	Explorations fonctionnelles hépatiques	Pruebas de función hepática	Test di funzionalità epatica
Furunkul (čir na koži)	Furuncle (boil)	Furoncle	Forúnculo (furúnculo)	Foruncolo
Gađenje prema hrani	Food aversion	Aversion pour la nourriture	Aversión por la comida	Ripugnanza al cibo
Galaktoreja	Galactorrhea	Galactorrhée	Galactorrea	Galattorrea
Gangrena	Gangrene	Gangrène	Gangrena	Cancrena
Gastroenteritis	Gastroenteritis	Gastroentérite	Gastroenteritis	Gastroenterite
Gastroskopija	Gastroscopy	Gastroscopie	Gastroscopia	Gastroscopia
Gaza	Gauze sponge	Gaze	Gasa	Garza
Gel	Gel	Gel	Gel	Gel
Generalizirani edem (anasarka)	Generalized edema (anasarca)	Oedème généralisé (anasarque)	Anasarca	Edema diffuso (anasarca)
Genitalna bradavica (venerična bradavica)	Genital wart	Verrue génitale	Verruga genital (condiloma acuminata)	Condiloma
Genitalni herpes	Genital herpes	Herpès génital	Herpes genital	Herpes genitalis
Gentamicin	Gentamicin	Gentamicine	Gentamicina	Gentamicina
Gestacijski dijabetes	Gestational diabetes	Diabète gestationnel	Diabetes gestacional	Diabete gestazionale
Ginekoliški pregled	Gynecological examination	Examen gynécologique	Examen ginecológico	Esame ginecologico
Ginekologija	Gynecology	Gynécologie	Ginecología	Ginecologia
Gipsana udlaga	Plaster cast (immobilization plaster)	Plâtre pour immobilisation rigide	Escayola de inmovilización	Bendaggio gessato
Glad	Hunger	Faim	Hambre	Fame
Glasgowska skala kome	Glasgow coma scale	Échelle de Glasgow	Escala de coma de Glasgow	Punteggio del coma di Glasgow
Glasnica	Vocal chord	Corde vocale	Cuerda vocal	Corda vocale
Glasno otežano disanje (stridor)	Breathing sound due to blockage in the airway (stridor)	Bruit anormal émis lors de la respiration (stridor)	Estridor	Rumore durante la respirazione (stridore)
Glatki mišić	Smooth muscle	Muscle lisse	Músculo liso	Tessuto muscolare liscio
Glava	Head	Tête	Cabeza	Testa
Glavić	Glans	Gland	Glande	Glande
Glavobolja	Headache	Mal de tête (céphalée)	Dolor de cabeza	Mal di testa
Glikogen	Glycogen	Glycogène	Glucógeno	Glicogeno
Gljivična infekcija	Fungal infection	Infection fongique	Infección por hongos	Infezione fungina
Globulin	Globulin	Globuline	Globulina	Globulina
Glomerul	Glomerulus	Glomérule	Glomérulo	Glomerulo
Gluhoća	Deafness	Surdité	Sordera	Sordità
Glukagon	Glucagon	Glucagon	Glucagón	Glucagone
Glukokortikoid	Glucocorticoid	Glucocorticoïde	Glucocorticoide	Glucocorticoide
Glukoza	Glucose	Glucose	Glucosa	Glucosio
Gnoj	Pus	Pus	Pus	Pus
Gnoj u urinu (piurija)	Pus in urine (pyuria)	Présence de pus dans l'urine (pyurie)	Presencia de pus en la orina (piuria)	Presenza di pus nelle urine (piuria)
Gnojni ispljuvak	Pus in sputum	Crachat purulent	Esputo que contiene pus	Presenza di pus nello sputo

Hrvatski	Engleski	Francuski	Španjolski	Talijanski
Gnojni mjehurić	Pustule	Pustule	Pústula	Pustola
Godina	Year	Année	Año	Anno
Gonadotropin	Gonadotrophin	Gonadotrophine	Gonadotropina	Gonadotropina
Goniometar	Goniometer	Goniomètre	Goniómetro	Goniometro
Gonioskopija	Gonioscopy	Gonioscopie	Gonioscopia	Gonioscopia
Gonoreja (kapavac, triper)	Gonorrhea	Gonorrhée (blennorragie, chaude-pisse)	Gonorrea (blenorragia, blenorrea)	Gonorrea (blenorragia)
Gore (iznad)	Up (above)	En haut (au-dessus)	Arriba	Su
Gornja čeljust (maksila)	Upper jaw (maxilla)	Os maxillaire	Hueso maxilar superior (maxila)	Osso mascellare
Gornja šuplja vena	Superior vena cava	Veine cave supérieure	Vena cava superior	Vena cava superiore
Gornji dio leđa	Upper back	Parti supérieur du dos	Espalda superior	Schiena alto
Govorna audiometrija	Speech audiometry	Audiométrie vocale	Audiometría del habla	Audiometria di discorso
Graafov folikul	Graafian follicle	Follicule de Graaf	Folículo de Graaf	Follicolo di Graaf
Gram	Gram (gramme)	Gramme	Gramo	Grammo
Granični poremećaj osobnosti	Borderline personality disorder	Personnalité borderline	Trastorno límite de la personalidad	Disturbo borderline di personalità
Granulocit	Granulocyte	Granulocyte (polynucléaire)	Granulocito	Granulocita
Grba	Hunchback	Bossu	Joroba	Gibbo (gobba, gibbosità)
Grč (spazam)	Spasm (cramp)	Spasme (crampe)	Espasmo (calambre)	Spasmo (contrazione involontaria)
Grč mišića lica	Facial spasm	Spasme facial	Espasmo facial	Spasmo facciale
Grč rodnice (vaginizam)	Vaginal spasm (vaginismus)	Spasme vaginal (vaginisme)	Espasmo vaginal (vaginismo)	Spasmo di vagina (vaginismo)
Gripa (influenca)	Flu (influenza)	Grippe (influenza)	Gripe (gripa, influenza)	Influenza
Griženje noktiju (onikofagija)	Nail biting (onychophagia)	Se ronger les ongles (onychophagie)	Comerse las uñas (onicofagia)	Abitudine di mangiare le unghie (onicofagia)
Grkljan	Larynx	Larynx	Laringe	Laringe
Grlo	Throat	Gorge	Garganta	Gola
Grožđana mast	Lip balm	Tube de soin pour lèvres	Bálsamo de labios	Burrocacao
Groznica (vrućica)	Fever	Fièvre	Fiebre	Febbre
Grudište (prsa)	Chest	Torse	Pecho	Torace
Grudna žlijezda (timus)	Thymus	Thymus	Timo	Timo
Grudni koš	Rib cage	Cage thoracique	Caja torácica	Gabbia toracica
Gubitak apetita	Loss of appetite	Perte d'appétit	Pérdida del apetito	Mancanza dell'appetito
Gubitak mišićne snage (astenija)	Loss of strenght (asthenia)	Affaiblissement de l'organisme (asthénie)	Pérdida de fuerza muscular (astenia)	Riduzione della forza muscolare (astenia)
Gubitak osjeta dodoira	Loss of the sense of touch	Perte du sens du toucher	Pérdida del sentido del tacto	Perdita di senso di tocco
Gubitak osjeta mirisa	Loss of olfaction (anosmia)	Perte de la sensibilité aux odeurs (anosmie)	Pérdida del sentido del olfato (anosmia)	Incapacità di percipire gli odori (disosmia)
Gubitak osjeta okusa	Loss of the sense of taste (ageusia)	Perte du sens du goût (agueusie)	Pérdida del sentido del gusto (ageusia)	Incapacità di percipire i sapori (ageusia)
Gubitak pamćenja	Memory loss	Perte de mémoire	Pérdida de la memoria	Perdita di memoria
Gubitak polovice vidnog polja (hemianopsija)	Loss of half of a field of vision (hemianopsia)	Perte de la vue dans une moitié du champ visuel (hémianopsie)	Pérdida de la mitad del campo visual (hemianopsia)	Perdita di metà di campo visivo (emianopsia)
Gubitak pulsa	Absence of pulse	Absence de pouls	Pérdida de pulso	Perdita di polso
Gubitak sluha	Hearing loss	Perte d'ouïe	Pérdida de la capacidad auditiva	Perdita di udito
Gubitak sposobnosti govora (afazija)	Loss of language ability (aphasia)	Perte d'habileté d'expression du langage (mutisme, aphasie)	Pérdida de capacidad de producir lenguaje (afasia)	Perdita di abilità di produzione del linguaggio verbale (afasia)
Gumirano platno	Incontinence pad	Protège-matelas	Sábana de hule para la incontinencia	Proteggi materasso cerato
Guša (struma)	Goiter	Goitre	Bocio (coto)	Gozzo
Gušenje	Choking (suffocation)	Suffocation	Atragantamiento	Soffocamento (soffocazione, asfissia)
Gušterača	Pancreas	Pancréas	Páncreas	Pancreas

Hrvatski	Engleski	Francuski	Španjolski	Talijanski
Habitualni pobačaj	Habitual abortion (recurrent miscarriage)	Avortement à répétition	Aborto habitual	Aborto abituale
Halucinacija	Hallucination	Hallucination	Alucinación	Allucinazione
Hashimotov sindrom	Hashimoto's disease	Thyroïdite de Hashimoto	Tiroiditis de Hashimoto	Tiroidite di Hashimoto
HbsAg (hepatitis B površinski antigen)	HbsAg (Hepatitis B surface antigen)	Antigène HbsAg (antigène de surface du virus de l'hépatite B)	HbsAg (antígeno de superficie de la hepatitis B)	HbsAg (antigene di superficie dell'epatite B)
Heimlichov zahvat	Heimlich maneuver (abdominal thrusts)	Méthode de Heimlich	Maniobra de Heimlich	Manovra di Heimlich
Helikopter	Helicopter (chopper)	Hélicoptère	Helicóptero	Elicottero
Hematokrit	Hematocrit	Hématocrite	Hematocrito	Ematocrito
Hematom	Hematoma	Hématome	Hematoma	Ematoma
Hemivertebra	Hemivertebrae	Hémivertèbre	Hemivértebra	Emivertebra
Hemofilija	Hemophilia	Hémophilie	Hemofilia	Emofilia
Hemoglobin	Hemoglobin	Hémoglobine	Hemoglobina	Emoglobina
Hemoglobin u urinu (hemoglobinurija)	Hemoglobin in urine (hemoglobinuria)	Hémoglobine dans l'urine (hémoglobinurie)	Hemoglobina en orina (hemoglobinuria)	Presenza di emoglobina nelle urine (emoglobinuria)
Hemolitička bolest novorođenčeta	Hemolytic disease of the newborn	Maladie hémolytique du nouveau-né	Enfermedad hemolítica del recién nacido (eritroblastosis fetal)	Eritroblastosi fetale (malattia emolitica del neonato)
Hemolitična anemija	Hemolytic anemia	Anémie hémolytique	Anemia hemolítica	Anemia emolitica
Hemoroidi	Hemorrhoids	Hémorroïdes	Hemorroides	Emorroidi
Hemostatik	Antihemorrhagic (hemostatic)	Hémostatique	Hemostático	Emostatico
Heparin	Heparin	Héparine	Heparina	Eparina
Hernija intervertrebralnog diska	Spinal disc herniation	Hernie discale	Hernia discal	Ernia del disco
Herpangina	Herpangina (mouth blisters)	Herpangine	Herpangina	Erpangina (faringite vescicolare)
Herpes simpleks	Herpes simplex	Herpès (infection herpétique)	Herpes simple	Herpes simplex
Herpes zoster	Herpes zoster	Zona	Herpes zóster (herpes zona)	Herpes zoster
Hidatiformna mola	Molar pregnancy	Grossesse môlaire	Embarazo molar	Mola idatiforme
Hidrocefalus	Hydrocephalus	Hydrocéphalie	Hidrocefalia	Idrocefalo
Hidrokela	Hydrocele	Hydrocèle	Hidrocele	Idrocele
Hidroterapija	Hydrotherapy	Hydrothérapie	Hidroterapia	Idroterapia
Higijenski ulošci	Sanitary pads (sanitary napkins)	Serviette hygiénique (protège-slip)	Toalla sanitaria (compresa, pantiprotector)	Assorbenti igienici
Hiperaktivnost	Hyperactivity	Hyperactivité	Hiperactividad	Iperattività
Hiperemična sluznica rodnice (Chadwickov znak)	Chadwick's sign	Signe de Chadwick	Signo de Chadwick	Segno del Chadwick (tinta bluastra alla vagina)
Hiperemija jajnika	Ovarian hyperemia	Hyperhémie ovarienne	Hiperemia del ovario	Iperemia dell'ovaio
Hiperkalcijemija	Hypercalcemia	Hypercalcémie	Hipercalcemia	Ipercalcemia
Hiperkalijemija	Hyperkalemia	Hyperkaliémie	Hiperpotasemia (hipercalemia)	Iperkaliemia
Hiperparatireoidi-zam	Hyperparathyroidism	Hyperparathyroïdie	Hiperparatiroidismo	Iperparatiroidismo
Hiperpituitarizam	Hyperpituitarism	Hyperpituitarisme	Hiperpituitarismo	Iperpituitarismo
Hiperplazija endometrija	Endometrial hyperplasia	Hyperplasie endométriale	Hiperplasia endometrial	Iperplasia endometriale
Hipertermija	Hyperthermia	Hyperthermie	Hipertermia	Ipertermia
Hipertireoza	Hyperthyroidism	Hyperthyroïdie	Hipertiroidismo	Ipertiroidismo
Hipertrofija	Hypertrophy	Hypertrophie	Hipertrofia	Ipertrofia
Hipertrofija maternice	Hypertrophy of uterus	Hypertrophie de l'utérus	Hipertrofia del útero	Ipertrofia dell'utero
Hiperurikemija	Hyperuricemia	Hyperuricémie	Hiperuricemia	Iperuricemia
Hiperventilacija	Hyperventilation	Hyperventilation	Hiperventilación	Iperventilazione
Hipervitaminoza	Hypervitaminosis	Hypervitaminose	Hipervitaminosis	Ipervitaminosi
Hipervolemija (porast volumena krvi u optoku)	Hypervolemia (increased level of fluid in the blood)	Hypervolémie (augmentation du volume de sang dans les vaisseaux)	Hipervolemia (aumento del volumen de sangre en la circulación)	Ipervolemia (aumento del volume ematico circolante)

Hrvatski	Engleski	Francuski	Španjolski	Talijanski
Hipnotik	Hypnotic (soporific)	Hypnotique (somnifère)	Hipnótico	Ipnotico
Hipoalbuminemija	Hypoalbuminemia	Hypoalbuminémie	Hipoalbuminemia	Ipoalbuminemia
Hipofiza	Hypophysis (pituitary gland)	Hypophyse (glande pituitaire)	Hipófisis (glándula pituitaria)	Ipòfisi (ghiandola pituitaria)
Hipoglikemija	Hypoglycemia	Hypoglycémie	Hipoglicemia	Ipoglicemia
Hipohondrija	Hypochondria	Hypocondrie	Hipocondría	Ipocondria
Hipoinzulinizam	Hypoinsulinism	Hypoinsulinisme	Hipoinsulinismo	Ipoinsulinemia
Hipokalcijemija	Hypocalcemia	Hypocalcémie	Hipocalcemia	Ipocalcemia
Hipokalijemija	Hypokalemia	Hypokaliémie	Hipocaliemia	Ipokaliemia
Hipokromna anemija	Hypochromic anemia	Anémie hypochrome	Anemia hipocrómica	Anemia ipocromica
Hipoksija	Hypoxia	Hypoxie	Hipoxia	Ipossia
Hipoparatireodi-zam	Hypoparathyroidism	Hypoparathyroïdie	Hipoparatiroidismo	Ipoparatiroidismo
Hipopituitarizam	Hypopituitarism	Hypopituitarisme	Hipopituitarismo	Ipopituitarismo
Hipotalamus	Hypothalamus	Hypothalamus	Hipotálamo	Ipotalamo
Hipotenzija i sinkope	Hypotension and syncope	Hypotension et syncope	Hipotensión y síncope	Ipotensione e sincope
Hipotireoza	Hypothyroidism	Hypothyroïdie	Hipotiroidismo	Ipotiroidismo
Hipotonija	Hypotonia	Hypotonie	Hipotonía	Ipotonia
Hipovolemički šok	Hypovolemic shock	Choc hypovolémique	Choque hipovolémico	Shock ipovolemico
Hirschsprungova bolest (kongenitalni aganglionarni megakolon)	Hirschsprung's disease (congenital aganglionic megacolon)	Maladie de Hirschsprung (mégacolôn)	Enfermedad de Hirschsprung (megacolon agangliónico)	Malattia di Hirschsprung (malattia di Mya)
Hirzutizam	Hirsutism	Hirsutisme	Hirsutismo	Irsutismo
Hisov snopić	Bundle of His	Faisceau de His	Haz de His	Fascio di His
Histerija	Hysteria	Hystérie	Histeria	Isteria (isterismo)
Histeroskopija	Hysterescopy	Hystéroscopie	Histeroscopia	Isteroscopia
Hitna služba	Emergency medical services	Aide médicale urgente	Servicios médicos de emergencia	Servizio di urgenza ed emergenza medica
Hodalica	Walker (walking frame)	Déambulateur (cadre de marche, gadot)	Andador	Deambulatore (tutore per disabili)
Hormon	Hormone	Hormone	Hormona	Ormone
Hormon rasta (somatotropin)	Growth hormone (somatotrophin)	Hormone de croissance (somatotropine)	Hormona de crecimiento somatotropa	Somatotropina
Hormonalna nadomjesna terapija	Hormone replacement therapy	Hormonothérapie de substitution	Terapia de sustitución hormonal	Terapia ormonale sostitutiva
Hrskavica	Cartilage	Cartilage	Cartílago	Cartilagine
Hrskavični prsten	Cartilage ring	Cartilage cricoïde	Cartílago circoides	Anello cartilagineo
Igla	Needle	Aiguille	Aguja	Ago
Ileum	Ileum	Iléon (ileum)	Íleon	Ileo
Imobilizator glave	Head immobilizer	Immobiliseur de tête	Inmovilizador de cabeza	Fermacapo
Imobilizator vrata	Neck immobilizer	Support de cou	Collar cervical	Collare cervicale
Impetigo	Impetigo	Impétigo	Impétigo	Impetigine
Implantacija (usađivanje)	Implantation	Implantation	Implatación	Impianto
Impotencija	Impotency	Impotence	Impotencia	Impotenza
Imunoglobulin	Immunoglobulin	Immunoglobuline	Inmunoglobulina	Immunoglobulina
Imunosupresiv	Immunosuppressive	Immunosuppresseur	Inmunosupresor	Immunosoppressivo
Indirektni Coombsov test	Indirect Coombs test	Réaction de Coombs indirecte	Prueba de Coombs indirecta	Test di Coombs indiretto
Infarkt	Infarct	Infarctus	Infarto	Infarto
Infarkt miokarda	Heart attack (myocardial infarction)	Infarctus du myocarde	Infarto de miocardio	Infarto miocardico acuto
Infekcija	Infection	Infection	Infección	Infezione
Infekcija humanim papiloma virusom (HPV)	Human papilloma virus (HPV) infection	Infection par le virus du papillome humain (VPH)	Infeccion por el virus del papilom humano (VPH)	Infezione da Papilloma Virus Umano (HPV)
Infektivni eritem (peta bolest)	Infectious erythema (fifth disease)	Érythème infectieux (cinquième maladie)	Eritema infeccioso (quinta enfermedad)	Eritema infettivo (quinta malattia)
Infestacija crijevnim parazitima (helmintijaza)	Infestation with intestinal parasitic warms (helminthiasis)	Infestation par des vers parasites intestinaux (helminthiase)	Infestación de gusanos (helmintiasis)	Infestazione da vermi (elmintiasi)
Infestacija stidnim ušima (iftirijaza)	Infestation with pubic lice (phthiriasis)	Infestation par des poux du pubic (phtiriase)	Infestación por ladilla (ftiriasis)	Infestazione da pidocchi del pube (ftiriasi)

Hrvatski	Engleski	Francuski	Španjolski	Talijanski
Infestacija ušima (ušljivost, pedikuloza)	Infestation with head lice (pediculosis)	Infestation par des poux (pédiculose)	Infestación por piojos (pediculosis)	Infestazione da pidocchi (pediculosi)
Infuzija	Infusion	Perfusion	Infusión	Infusione
Inhalacija	Inhalation	Inhalation	Inhalación	Inalazione (farmaco per inalazioni)
Injekcija	Injection	Injection	Inyección	Iniezione
Inkontinencija	Incontinence	Incontinence	Incontinencia	Incontinenza
Inkubator	Incubator	Couveuse (incubateur)	Incubadora	Incubatrice
Intenzivna njega	Intensive care	Soins intensifs	Cuidados intensivos	Terapia intensiva
Interferon	Interferon	Interféron	Interferón	Interferone
Intermitentna klaudikacija	Intermittent claudication	Claudication intermittente	Claudicación intermitente	Claudicatio intermittens
Intracitoplazmatska spermalna injekcija	Intracytoplasmatic sperm injection	Injection intracytoplasmique de spermatozoïdes	Inyección intracitoplasmática de espermatozoides	Iniezione intracitoplasmatica dello spermatozoo
Intravenozna biligrafija	Intravenous biligraphy	Biligraphie intraveineuse	Biligrafia intravenosa	Biligrafia venosa
Intravenozna pijelografija (i.v. Urografija)	Intravenous pyelography	Urographie intra-veineuse	Urografía intravenosa	Urografia intravenosa (pielografia intravenosa)
Intubacija	Intubation	Intubation	Intubación	Intubazione
Invalidska kolica	Wheelchair	Fauteuil roulant (charriot, charrette)	Silla de ruedas	Sedia a rotelle (carrozzella)
Inzulin	Insulin	Insuline	Insulina	Insulina
Ionizirajuća ozračenost	Ionising irradiation	Irradiation ionisante	Exposición a las radiaciones ionizantes	Esposizione alle radiazioni ionizzanti
Iščašenje (dislokacija, luksacija)	Dislocation (luxation)	Déboîtement (luxation)	Luxación (lujación, dislocación)	Lussazione
Iscjedak	Discharge	Sécrétion (suintement, écoulement)	Flujo (descarga, secreción)	Fuoriuscita (scolo)
Iscrpljenost (umor, fatigo)	Fatigue (exhaustion, lethargy)	Fatigue (affaiblissement)	Cansancio (fatiga, letargo, astenia)	Stanchezza (fatica, astenia)
Ishemija	Ischemia	Ischémie	Isquemia	Ischemia
Išijas	Sciatica	Sciatique	Ciática	Sciatica
Iskašljavanje krvi (hemoptiza, hemoptoja)	Expectoration of blood (hemoptysis)	Rejet de sang issu des voies aériennes (hémoptysie)	Expectoración de sangre (hemoptisis)	Espettorazione di sangue (emottisi)
Ispala pupkovina (prolaps pupkovine)	Umbilical cord prolapse	Prolapsus du cordon ombilical	Prolapso del cordón umbilical	Prolasso del funicolo ombelicale
Ispiranje	Rinsing	Rinçage	Lavado	Sciacquatra (risciacquatura)
Ispiranje želuca	Gastric lavage (stomach pumping)	Lavage gastrique	Lavado gástrico	Lavanda gastrica
Ispitivanje refrakcije	Refractometry	Réfractométrie	Refractomería	Rifrattometria
Isprati	Rinse	Rincer	Lavar	Sciacquare
Ispred	In front	Devant	Enfrente	Davanti
Istegnuće	Strain (sprain, pull)	Déchirure	Desgarro	Stiramento
Istegnuće ligamenta	Ligament sprain	Déchirure ligamentaire	Desgarro de ligamento	Stiramento del legamento
Istiskivanje ploda	Expulsion of the baby	Expulsion du bébé	Expulsión del producto	Espulsione del feto
Istiskivanje posteljice i ovoja	Expulsion of placenta	Expulsion du placenta	Expulsión de la placenta	Espulsione della placenta
Iver (patela)	Kneecap (patella)	Rotule (patella)	Rótula (patela)	Rotula (patella)
Iza	Behind	Derrière	Detrás	Dietro
Izbjeglica	Refugee	Réfugié	Refugiado	Rifugiato
Izbjeglički logor	Refugee camp	Camp de réfugiés	Campamento para refugiados	Campo per rifugiati
Izbuljene oči (egzoftalmus)	Bulging eyes (exophthalmos)	Exophtalmie (proptose)	Exoftalmos	Esoftalmo
Izdubljeno stopalo (pes excavatus)	High arches (pes cavus)	Pied creux	Pie cavo (pes cavus)	Piede cavo (pes cavus)
Izgladnjelost	Starvation	Famine	Inanición	Inedia
Izostanak mjesečnice (amenoreja)	Absence of menstrual period (amenorrhea)	Absence des règles (aménorrhée)	Ausencia de la menstruación (amenorrea)	Assenza di mestruazioni (amenorrea)
Izvanmaternična trudnoća (ektopična trudnoća)	Ectopic pregnancy (extrauterine pregnancy)	Grossesse extra-utérine	Embarazo ectópico	Gravidanza ectopica

Hrvatski	Engleski	Francuski	Španjolski	Talijanski
Izvrnuto stopalo (pes valgus)	Pes valgus	Pied valgus	Pie valgo	Piede piatto valgo (pes valgus)
Jajašce	Ovum	Ovule	Óvulo	Uovo
Jaje (mudo, testis)	Testicle	Testicule	Testículo	Testicolo
Jajnik	Ovary	Ovaire	Ovario	Ovaia
Jajovod	Fallopian tube (oviduct)	Trompes de Fallope	Trompa de Falopio (tuba uterina, oviducto)	Ovidotto (ovidutto)
Jastuk	Pillow	Oreiller	Almohada	Cuscino
Jedan	One	Un	Uno	Uno
Jedanaest	Eleven	Onze	Once	Undici
Jedanaesti	Eleventh	Onzième	Undécimo	Undicesimo
Jedanaesti tjedan	Eleventh week	Onzième semaine	Undécima semana	Undicesima settimana
Jedinica intenzivne njege	Intensive care unit	Unité de soins intensifs	Unidad de cuidados intensivos	Stanza da terapia intensiva
Jednjak	Gullet (oesophagus)	Oesophage	Esófago	Esofago
Jednojajčani blizanci	Monozygotic twins (identical twins)	Jumeaux monozygotes	Gemelos monocigóticos	Gemelli identici (gemelli monozigoti)
Jejunum	Jejunum	Jéjunum	Yeyuno	Digiuno
Jetra	Liver	Foie	Hígado	Fegato
Jezik	Tongue	Langue	Lengua	Lingua
Jod	Iodine	Iode	Yodo (iodo)	Iodio (tintura di iodio)
Jojobino ulje	Jojoba oil	Huile de jojoba	Aceite de jojoba	Olio di jojoba
Jučer	Yesterday	Hier	Ayer	Ieri
Jutarnje mučnine	Morning sickness (nausea and vomiting of pregnancyNVP)	Maladie du matin (nausées et vomissements de la grssesse)	Enfermedad de la mañana (náusea gravídica)	Malattia di mattina
Jutro (prijepodne)	Morning	Matin	Mañana	Mattina
Kalcij	Calcium	Calcium	Calcio	Calcio
Kalcitonin	Calcitonin	Calcitonine	Calcitonina	Calcitonina
Kalendar cijepljenja	Vaccination schedule	Calendrier des vaccinations	Calendario de vacunación	Calendario vaccinale
Kalij	Potassium	Potassium	Potasio	Potassio
Kamenac mokraćnog mjehura	Bladder stone (urolithiasis)	Calcul urinaire (urolithiase)	Cálculo en el tracto urinario (urolitiasis)	Calcolo urinario (urolitiasi)
Kamilica	Chamomile	Camomille	Manzanilla	Camomilla
Kandidijaza	Candidiasis (thrush)	Candidiase	Candidiasis	Candidosi (candidiasi)
Kanila	Airway (cannula)	Canule	Cánula	Cannula
Kanta za smeće	Litter bin	Poubelle	Papelera	Pattumiera
Kapak	Eyelid	Paupière	Párpado	Palpebra
Kapi (kapljice)	Drops	Gouttes	Gotas	Gocce
Kapi za nos	Nasal drops	Gouttes nasales	Gotas nasales	Gocce nasali
Kapi za oči	Eye drops	Collyre (gouttes ophtalmiques)	Colirio	Collirio
Kapi za uši	Ear drops	Gouttes auriculaires	Gotas óticas	Gocce per il mal di orecchi
Kapilara	Capillary	Capillaire	Capilar	Capillare
Kapilarni hemangiom	Capillary hemangioma (infantile hemangioma, strawberry hemangioma)	Hémangiome capillaire	Hemangioma capilar (marca de fresa)	Emangioma capillare
Kapsula	Capsule	Gélule	Cápsula	Capsula
Karantena	Quarantine	Quarantaine	Cuarentena	Quarantena
Karcinoembrionski antigen (CEA)	Carcinoembryonic antigen (CEA)	Antigène carcinoembryonnaire (ACE)	Antígeno carcinoembrionario	Antigene carcino-embrionario (CEA)
Karcinom endometrija	Endometrial carcinoma	Carcinome de l'endomètre	Carcinoma de endometrio	Carcinoma endometriale
Kardiogeni šok	Cardiogenic shock	Choc cardiogénique	Choque cardiogénico	Shock cardiogeno
Kardiomiopatija	Cardiomyopathy	Cardiomyopathie	Miocardiopatía	Cardiomiopatia
Kardiotokografija	Cardiotocography	Cardiotocographie	Cardiotocografía	Cardiotocografia
Kardiotonik	Cardiotonic agent	Médicament cardiotonique	Cardiotónico	Cardiotonico
Kariotip	Karyotype	Caryotype	Cariotipo	Cariotipo
Kašalj	Cough	Toux	Tos	Tosse
Katekolamin	Catecholamine	Catécholamine	Catecolamina	Catecolamina
Kateter	Catheter	Cathéter	Catéter	Catetere

Hrvatski	Engleski	Francuski	Španjolski	Talijanski
Kateterizacija srca (angiokardiografija)	Cardiac catheterization (heart cath, angiocardiography)	Cathétérisme cardiaque	Cateterismo cardíaco	Cateterismo cardiaco (angiocardiografia)
Kateterska angiografija	Catheter angiography	Angiographie interventionnelle utilisant un cathéter	Angiografía por catéter	Angiografia con cateterismo
Kauterizacija	Cauterization	Cautérisation	Cauterización	Cauterizzazione
Kažiprst	Forefinger	Index	Dedo índice	Dito indice
Kegelove vježbe	Kegel exercise	Exercice de Kegel	Ejercicios de Kegel	Esercizi di Kegel
Kemijska analiza urina	Urine chemical analysis	Analyse chimique de l'urine	Análisis químico de orina	Analisi chimiche delle urine
Kemijski pregled želučanog soka	Gastric juice chemical examination	Analyse chimique du suc gastrique	Análisis químico del jugo gástrico	Esame chimico di succo gastrico
Kemijsko zagađenje	Chemical pollution	Pollution chimique	Polución química	Inquinamento chimico
Kemoterapija	Chemotherapy	Chimiothérapie	Quimioterapia	Chemioterapia
Keratin	Keratin	Kératine	Queratina	Cheratina
Keratoza	Keratosis	Kératose (kératodermie)	Keratosis	Cheratosi
Kifoskolioza	Kyphoscoliosis	Cypho-scoliose	Cifoescoliosis	Cifoscoliosi
Kifoza	Kyphosis	Cyphose	Cifosis	Cifosi
Kihanje	Sneezing	Éternuement	Estornudo	Starnuto
Kila (bruh, hernija)	Hernia	Hernie	Hernia	Ernia
Kilna vreća	Hernia sack	Sac herniaire	Saco de hernia (saco herniario)	Sacco dell'ernia
Kiretaža	Curettage	Curetage	Legrado	Raschiamento (curetage)
Kirurgija	Surgery	Chirurgie	Cirugía	Chirurgia
Kirurška sterilizacija muškarca (vazektomija)	Surgical sterilization of a man (vasectomy)	Ligature des canaux déférents des testicules (vasectomie)	Esterilización quirúrgica masculina (vasectomía)	Vasectomia
Kirurška sterilizacija žene (podvezivanje jajovoda)	Surgical sterilization of a woman (tubal ligation)	Stérilisation chirurgicale au femme (ligature des trompes)	Esterilizatióm quirúrgica femenina (ligadura de trompas)	Chiusura delle tube
Kirurški šok	Surgical shock (postoperative shock)	Choc post-opératoire	Choque quirúrgico	Shock chirurgico
Kirurško odstranjenje aneurizme (aneurizmektomija)	Surgical removal of the aneurysm (aneurysmectomy)	Résection chirurgicale d'une poche anévrismale (anevrismectomie)	Extirpación quirúrgica de un aneurisma (aneurismectomía)	Asportazione chirurgica della sacca aneurismatica (aneurismectomia)
Kirurško odstranjenje hemeroida (hemoroidektomija)	Surgical removal of a hemorrhoid (hemorrhoidectomy)	Ablation chirurgicale des hémorroïdes (hémorroïdectomie)	Extirpación quirúrgica de las hemorroides (hemorroidectomía)	Asportazione chirurgica delle emorroidi (emorroidectomia)
Kirurško odstranjenje kamenca (litotomija)	Surgical removal of stones (lithotomy)	Extraction chirurgicale des pierres de la vessie (lithotomie)	Extracción quirúrgica de los cálculos (litotomía)	Asportazione chirurgica di calcolo (litotomia)
Kirurško odstranjenje maternice (histerektomija)	Surgical removal of the uterus (hysterectomy)	Enlèvement chirurgical de l'uterus (hystérectomie)	Extracción quirúrgica del útero (histerectomía)	Asportazione chirurgica dell'utero (isterectomia)
Kirurško odstranjenje mioma u maternici (miomektomija)	Surgical removal of uterine myomas (myomectomy, fibroidectomy)	Ablation chirurgicale des fibromes utérins (myomectomie)	Extirpación quirúrgica de los fibromas uterinos (miomectomía)	Asportazione chirurgica di fibromi nell'utero (miomectomia)
Kirurško odstranjenje prostate (prostatektomija)	Surgical removal of the prostate gland (prostatectomy)	Ablation chirurgicale de la prostate (prostatectomie)	Extirpación quirúrgica de la próstata (prostatectomía)	Asportazione chirurgica della prostata (prostatectomia)
Kirurško odstranjenje slijepog crijeva (apendektomija)	Surgical removal of the vermiform appendix (appendectomy)	Ablation chirurgicale de l'appendice iléocaecal (appendicectomie)	Extirpación quirúrgica del apéndice cecal (apendicectomía)	Asportazione chirurgica dell'appendice (appendicectomia)
Kirurško odstranjenje testisa (orhidektomija)	Surgical removal of a testicle (orchidectomy)	Amputation chirurgicale d'un ou des deux testicules (orchidectomie, orchiectomie)	Extirpación quirúrgica del testículo (orquidectomía)	Asportazione chirurgica del testicolo (orchiectomia)

Hrvatski	Engleski	Francuski	Španjolski	Talijanski
Kirurško odstranjenje žučnog mjehura (kolecistektomija)	Surgical removal of the gallbladder (cholecystectomy)	Enlèvement chirurgical de la vésicule biliaire (cholécystectomie)	Extracción quirúrgica de la vesícula biliar (colecistectomía)	Asportazione chirurgica della colecisti (colecistectomia)
Kirurško otvaranje dišnog puta (traheotomija)	Surgical opening of a direct airway on the neck (tracheostomy)	Ouverture chirurgicale dans la trachée (trachéotomie)	Incisión quirúrgica en la tráquea (traqueotomía)	Incisione chirurgica della trachea (tracheotomia)
Kirurško proširenje porođajnog kanala (epiziotomija)	Episiotomy	Épisiotomie	Episiotomía	Episiotomia
Klamidijska infekcija	Chlamydia infection	Infection à Chlamydia	Infección por clamidia	Infezione da clamidia
Klaustrofobija (strah od zatvorenog prostora)	Claustrophobia (fear of closed space)	Claustrophobie	Claustrofobia (miedo a los espacios cerrados)	Claustrofobia (paura di luoghi chiusi)
Kleptomanija	Kleptomania	Cleptomanie	Cleptomanía	Cleptomania
Klice	Germs	Germes	Gérmenes	Germi
Klijetka	Ventricle	Ventricule	Ventrículo	Ventricolo
Klizma (klistir)	Enema (clyster)	Clystère	Enema (clisma)	Clistere
Ključna kost (klavikula)	Collarbone (clavicle)	Clavicule	Clavícula	Clavicola
Kloazma (melazma)	Melasma (chloasma faciei)	Chleuasme (chloasma)	Melasma (cloasma)	Melasma
Klor	Chlorine	Chlore	Cloro	Cloro
Kloramfenikol	Chloramphenicol	Chloramphénicol	Cloranfenicol	Cloramfenicolo
Koarktacija aorte	Coarctation of the aorta	Coarctation de l'aorte	Coartación de la aorta	Coartazione dell'aorta
Kobalt	Cobalt	Cobalt	Cobalto	Cobalto
Kočenje šije (ukočeni vrat)	Nuchal rigidity (stiff neck)	Raideur de nuque (raideur méningée)	Rigidez de nuca (cuello rígido)	Rigidità nucale
Kodein	Codeine	Codéine	Codeína	Codeina
Kofein	Caffeine	Caféine	Cafeína	Caffeina
Kokošja prsa	Pigeon chest (pectus carinatum)	Pectus carinatum	Pectus carinatum	Petto carenato
Kokošje sljepilo (hemeralopija)	Day blindness (hemeralopia)	Héméralopie	Falta de visión en luz brillante (hemeralopia)	Emeralopia
Kola hitne pomoći	Ambulance	Ambulance	Ambulancia	Autoambulanza
Kolagen	Collagen	Collagène	Colágeno	Collagene
Kolangiografija	Cholangiography	Cholangiographie	Colangiografía	Colangiografia
Kolaps	Collapse	Collapsus	Colapso	Collasso
Kolesterol	Cholesterol	Cholestérol	Colesterol	Colesterolo
Kolica	Hospital trolley	Chariot	Camilla	Carrello
Kolika	Colic	Colique	Cólico	Colica
Koljeno	Knee	Genou	Rodilla	Ginocchio
Kolonoskopija	Colonoscopy	Colonoscopie	Colonoscopia	Colonscopia
Kolposkopija	Colposcopy	Colposcopie	Colposcopia	Colposcopia
Koma	Coma	Coma	Coma	Coma
Komad	Piece	Morceau	Pieza	Pezzo (porzione)
Kominutivni prijelom kosti	Comminuted fracture	Fracture comminutive	Fractura cominuta	Frattura comminuta
Kompjuterizirana tomografija (CT)	Computed tomography (CT)	Tomodensitométrie (TDM)	Tomografía computada	Tomografia computerizzata (TC)
Kompletna krvna slika	Complete blood count	Hémogramme (numération formule sanguine)	Hemograma (conteo sanguíneo completo)	Emocromo (analisi del sangue, esame emocromocito-metrico)
Kompresija mozga	Brain compression	Compression cérébrale	Compresión cerebral	Compressione cerebrale
Kompresija živca (uklješten živac)	Nerve compression (pinched nerve)	Compression du nerf	Compresión del nérvio	Compressone del nervo
Konizacija	Cervical conization	Conisation	Conización	Conizzazione
Kontaktne leće	Contact lenses	Lentilles de contact	Lentes de contacto (lentillas, pupilentes)	Lenti a contatto
Kontaktni gel za elektrode	Electrode conductive gel	Gel électroconductif	Gel conductor	Gel elettro-conduttivo
Kontracepcijska pilula	Contraceptive pill (oral contraceptive)	Contraception orale	Píldora anticonceptiva	Pillola anticoncezionale
Kontracepcijska pjena	Contraceptive foam	Mousse contraceptive	Espuma anticonceptiva	Schiuma anticoncezionale

Hrvatski	Engleski	Francuski	Španjolski	Talijanski
Kontracepcijska spužva	Contraceptive sponge	Éponge contraceptive	Esponja anticonceptiva	Spugna contraccettiva
Kontraceptiv	Contraceptive	Contraceptif	Anticonceptivo	Contraccettivo
Kontraktura	Contracture	Contracture	Contractura	Contrattura
Kontraktura mišića	Muscular contracture	Contracture musculaire	Contractura muscular	Contrattura muscolare
Kontrast	Contrast medium	Produit de contraste	Medio de contraste	Mezzo di contrasto
Konvulzije	Convulsions	Convulsions	Convulsiones	Convulsioni
Koprivnjača (urtikarija)	Hives (urticaria)	Urticaire	Urticaria	Orticaria
Kordocenteza	Cordocentesis	Cordocentèse	Cordocentesis	Cordocentesi
Korijen zuba	Root of a tooth	Racine dentaire	Raíz del diente	Radice del dente
Koriokarcinom	Choriocarcinoma	Choriocarcinome	Coriocarcinoma	Coriocarcinoma
Korion	Chorion	Chorion	Corion	Corion (corio)
Korion-gonadotropin	Chorion-gonadotrophin	Gonadotrophine chorionique	Gonadotropina coriónica	Gonadotropina corionica
Korionske resice	Chorionic villi	Villosités choriales	Vellosidades coriónicas	Villi coriali
Koronarna arterija	Coronary artery	Artère coronaire	Arteria coronaria	Arteria coronaria
Koronarna bolest (koronaropatija)	Coronary disease	Maladie coronarienne	Enfermedad coronaria	Coronaropatia
Koronarografija	Coronary catheterization (coronarography)	Coronarographie	Coronariografía	Coronarografia
Kortikosteroid	Corticosteroid	Corticostéroïde	Corticosteroide	Corticosteroide
Kortikosteron	Corticosterone	Corticostérone	Corticosterona	Corticosterone
Kortikotropin	Corticotropin (adrenocorticotropic hormone)	Hormone corticotrope (adrenocorticotropic hormone, ACTH)	Hormona adrenocorticotropa (corticotropina, corticotrofina)	Corticotropina (ormone adrenocorticotropo)
Kortizol	Cortisol	Cortisol (hydro-cortisone)	Cortisol (hidrocortisona)	Cortisolo
Kortizon	Cortisone	Cortisone	Cortisona	Cortisone
Kosa	Hair	Cheveu	Cabello	Capelli
Kosi položaj ploda	Transverse fetal position	Position transversale du foetus	Feto posición transversal	Posizione del feto trasversale
Kost	Bone	Os	Hueso	Osso
Kost kuka	Hip bone	Os coxal	Hueso coxal	Osso dell'anca
Kost prsta (falanga)	Phalanx bone	Phalange	Falange	Falange
Koštana srž	Bone marrow	Moelle osseuse	Médula ósea	Midollo osseo
Kostur	Skeleton	Squelette	Esqueleto	Scheletro
Koža	Skin	Peau	Piel	Pelle (cute)
Kožni alergološki test flasterom	Patch test	Patch test	Prueba de emplasto (prueba del parche)	Patch test
Krajnik	Tonsil	Tonsille	Amígdala	Tonsille
Kralježak	Vertebra	Vertèbre	Vértebra	Vertebra
Kralježnica	Spine (spinal column, backbone)	Colonne vertébrale (rachis)	Columna vertebral	Columna vertebral
Kralježnična moždina	Spinal cord	Moelle épinière (moelle spinale)	Médula espinal	Midollo spinale
Krasta	Crust (scab)	Croûte	Costra	Crosta (escara)
Kratkovidnost	Shortsightedness (myopia)	Myopie	Miopía	Miopia
Krema	Skin cream	Crème	Crema	Crema
Krevet	Bed	Lit	Cama	Letto
Krioekstrakcija	Cryoextraction	Cryo-extraction	Crío-extracción	Crioestrazione
Krivi vrat (tortikolis)	Wry neck (torticollis)	Torticolis	Tortícolis	Torcicollo
Križa	Loin	Lombes	Espalda baja	Lombo
Križobolja (lumbosakralni sindrom)	Low back pain (lumbago, lumbosacral syndrome)	Lombalgie	Dolor de espalda baja (lumbalgia)	Lombaggine
Kronična bol	Chronic pain	Douleur chronique	Dolor crónico	Dolore cronico
Kronično zatajenje bubrega	Chronic renal failure	Insuffisance rénale chronique	Insuficiencia renal crónica	Insufficienza renale cronica
Krstačni kralježak (sakralni kralježak)	Sacral vertebra	Vertèbre sacrale	Vértebra sacra	Vertebra sacrale
Kruljenje u želucu	Stomach growling (borborygmus)	Gargouillements (borborygme)	Sonidos de tripas (borborigmo)	Borborigmo
Kruna zuba	Crown of a tooth	Couronne de la dent	Corona del diente	Corona del dente

Hrvatski	Engleski	Francuski	Španjolski	Talijanski
Kružni mišić (sfinkter)	Sphincter	Sphincter	Esfinter	Sfintere
Krv	Blood	Sang	Sangre	Sangue
Krv u likvoru	Blood in cerebrospinal fluid	Sang dans le liquide cérébro-spinal	Sangre en el líquido cefalorraquídeo	Sangue al liquido cerebrospinale
Krv u stolici (hematohezija)	Blood in stool (hematochezia)	Sang dans les selles (hématochézie)	Sangre en las heces (hematochezia)	Sangue nelle feci (ematochezia)
Krv u urinu (hematurija)	Blood in urine (hematuria)	Sang dans les urines (hématurie)	Sangre en la orina (hematuria)	Ematuria
Krvarenje (hemoragija)	Bleeding (haemorrhage)	Saignement (hémorragie)	Desangramiento (hemorragia)	Emorragia
Krvarenje iz analnog otvora	Anal bleeding	Saignement anal (rectorragie)	Pérdida de sangre a través del ano (rectorragia)	Perdita di sangue dall'ano (rettoragia, proctorragia)
Krvarenje iz maternice (metroragija)	Uterine bleeding (metrorrhagia)	Saignement de l'utérus (métrorragie)	Pérdida de sangre uterina (metrorragia)	Perdita di sangue al di fuori della mestruazione (metrorragia)
Krvarenje iz nosa (epistaksa)	Nose bleeding (epistaxis)	Saignement de nez (épistaxis)	Pérdida de sangre por la nariz (epistaxis)	Epistassi (rinorragia)
Krvarenje u jajovod (hematosalpinks)	Bleeding into the fallopian tube (hematosalpinx)	Collection de sang dans la trompe de Fallope (hématosalpinx)	Colección de sangre en la trompa de Falopio (hematosalpinx)	Flusso di sangue nella tuba di Falloppio
Krvavi iskašljaj (hemoptiza)	Blood in sputum (hemoptysis)	Sang dans l'expectoration (hémoptysie)	Sangre en el esputo (hemoptisis)	Sangue nello sputo (emottisi)
Krvna grupa	Blood group	Groupe sanguin	Grupo sanguíneo	Gruppo sanguigno
Krvna grupa 0	Blood group 0	Groupe sanguin 0	Grupo sanguíneo 0	Gruppo sanguigno 0
Krvna grupa A	Blood group A	Groupe sanguin A	Grupo sanguíneoA	Gruppo sanguigno A
Krvna grupa AB	Blood group AB	Groupe sanguin AB	Grupo sanguíneo AB	Gruppo sanguigno AB
Krvna grupa B	Blood group B	Groupe sanguin B	Grupo sanguíneo B	Gruppo sanguigno B
Krvna žila	Blood vessel	Vaisseau sanguin	Vaso sanguíneo	Vaso sanguigno
Krvni ugrušak (tromb)	Blood clot (thrombus)	Caillot sanguin (thrombus)	Coágulo sanguíneo (trombo)	Trombo
Kućni test za trudnoću	Home pregnancy test	Test de grossesse	Prueba de embarazo	Test di gravidanza ad uso domiciliare
Kuk (zglob kuka)	Hip joint	Hanche	Articulación de la cadera	Articolazione dell'anca
Kupaonica	Bathroom	Salle de bains	Cuarto de baño	Bagno
Kupati	Bath (wash)	Laver	Darse un baño	Lavare (fare il bagno)
Kutija prve pomoći	First aid kit	Trousse de secours	Botiquín de primeros auxilios	Cassetta di pronto soccorso
Kutnjak (molar)	Molar	Molaire	Molar	Molare
Kvržica	Knot (lump)	Nodule	Nudo	Nodo (nodulo)
Labilno psihičko raspoloženje (baby blues)	Maternity blues (baby blues)	Baby blues	Baby blues (leve depresión post parto)	Sindrome del terzo giorno (baby blues)
Laboratorij	Laboratory (lab)	Laboratoire	Laboratorio	Laboratorio
Laboratorijske pretrage	Laboratory tests	Analyse médicale (examens de biologie médicale)	Pruebas de laboratorio	Esami di laboratorio
Lakat	Elbow	Coude	Codo	Gomito
Lakatni zglob	Elbow joint	Articulation oléacranienne	Articulación del codo	Articolazione del gomito
Laksativ	Laxative	Laxatif	Laxante	Lassativo
Laparoskopija	Laparoscopy	Laparoscopie	Laparoscopia	Laparoscopia
Laparoskopska operacija	Laparoscopic surgery	Laparoscopie (coelioscopie)	Cirugía laparoscópica	Chirurgia laparoscopica
Laringealna maska	Laryngeal mask airway	Masque laryngé	Máscara laríngea	Maschera laringea
Laringoskop	Laryngoscope	Laryngoscope	Laringoscopio	Laringoscopio
Laringoskopija	Laryngoscopy	Laryngoscopie	Laringoscopia	Laringoscopia
Laringospazam	Laryngospasm	Laryngospasme	Laringoespasmo	Laringospasmo
Lavor	Wash basin	Cuvette	Palangana (ajofaina)	Secchia
Lažni trudovi	Braxton Hicks contractons	Fausse contraction (contraction de Braxton Hicks)	Contracción de Braxton Hicks	False contrazioni (contrazioni di Braxton Hicks)
Leća	Lens	Cristallin	Cristalino	Cristallino

Hrvatski	Engleski	Francuski	Španjolski	Talijanski
Led	Ice	Glace	Hielo	Ghiaccio
Leđa	Back	Dos	Espalda	Schiena (dorso)
Leđni kralježak (grudni ili torakalni kralježak)	Thoracic vertebra	Vertèbre thoracique	Vértebra torácica	Vertebra toracica
Leš	Corpse	Cadavre	Cadáver	Cadavere (salma)
Leukocit	Leukocyte	Leucocyte	Leucocito	Leucocita
Lice	Face	Visage	Cara (faz)	Viso
Ligament	Ligament	Ligament	Ligamento	Legamento
Liječenje (terapija)	Therapy	Thérapie (traitement curatif)	Tratamiento (terapia)	Terapia
Liječnička ambulanta	Doctor's office	Bureau du médecin	Consultorio de médico	Ufficio del medico
Liječnik	Doctor (physician)	Médecin	Médico	Dottore/dottoressa (medico)
Liječnik opće prakse	General practitioner	Médecin généraliste (médecin omnipraticien)	Médico de cabecera	Medico di medicina generale (medico di famiglia)
Lijek	Medication (remedy, drug)	Médicament	Medicamento (fármaco)	Medicamento (farmaco, rimedio)
Lijek protiv mučnine i povraćanja	Antiemetic and motion sickness drug	Antiémétique	Antiemético	Antiemetico
Lijek za sprečavanje trudova (tokolitik)	Medication that suppresses premature labor (tocolytic)	Médicament pour interrompre le déclenchement du travail (tocolytique)	Fármaco utilizado para suprimir el trabajo de parto prematuro (tocolítico)	Farmaco con lo scopo di arrestare le contrazioni uterine (tocolisi)
Lijevo	Left	Gauche	Izquierda	Sinistra
Limfa	Lymph	Lymphe	Linfa	Linfa
Limfedem (zastoj limfe)	Lymphedema	Lymphoedème	Linfedema	Linfedema
Limfna žila	Lymph vessel	Vaisseau lymphatique	Vaso linfático	Vaso linfatico
Limfna žlijezda	Lymph gland (lymph node)	Ganglion lymphatique (noeud lymphatique)	Ganglio linfático	Linfonodo
Limfocit	Lymphocyte	Lymphocyte	Linfocito	Linfocita
Limfocitni koriomeningitis	Lymphocytic choriomeningitis	Chorioméningite lymphocytaire	Coriomeningitis linfocítica	Coriomeningite linfocitaria
Limfografija	Lymphography (lymphangiography)	Lymphographie	Linfografía	Linfangiografia (linfografia)
List	Calf	Mollet	Pantorrilla	Polpaccio
Litopedion (okamenjeno dijete)	Lithopedion (stone baby)	Lithopédion (enfant pétrifié)	Litopedion	Lithopedion
Litra	Litre	Litre	Litro	Litro
Ljekarna	Pharmacy	Pharmacie	Farmacia	Farmacia
Ljekarnik	Pharmacist	Pharmacien	Farmacéutico	Farmacista
Ljekoviti napitak	Potion	Potion	Poción	Pozione
Ljuštenje kože (deskvamacija)	Shedding of the skin (desquamation)	Desquamation	Desquamación	Perdita dello strato superiore della pelle (desquamazione)
Lobster Claw stopalo	Split foot (lobster claw foot, ectrodactyly)	Pince de homard (aplasie digitale, ectrodactylie)	Ectrodactilia en pie	Lobster-claw deformità di piede
Lohija (iscjedak u babinjama)	Lochia	Lochies	Loquios	Lochi
Loj	Sebum	Sébum	Sebo cutáneo	Sebo
Lokalna anestezija	Local anesthesia	Anesthésie locale	Anestesia local	Anestesia locale
Lordoza	Lordosis	Lordose	Lordosis	Lordosi
Losion	Lotion	Lotion	Loción	Lozione
Lubanja	Skull	Crâne	Calavera (cráneo)	Cranio
Lubrikant	Lubricant	Lubrifiant	Lubricante	Lubrificante
Lumbalna mijelografija	Lumbar myelography	Myélographie lombaire	Mielografía lumbar	Mielografia lombare
Lumbalna punkcija	Lumbar puncture	Ponction lombaire (rachicentèse)	Punción lumbar	Puntura lombare (rachicentesi)
Lupanje srca (palpitacije)	Palpitation	Palpitation	Palpitación	Cardiopalmo (palpitazione)
Luteinizirajući hormon	Luteinisin g hormone	Hormne lutéinisante	Hormona luteinizante (lutropina)	Ormone luteinizzante
Madež (nevus)	Birthmark (nevus)	Grain de beauté (naevus)	Nevus (nevo)	Voglia (neo, nevo)

Hrvatski	Engleski	Francuski	Španjolski	Talijanski
Madrac	Mattress	Matelas	Colchón	Materasso
Magnetoencefalografija (MEG)	Magnetoencephalography (MEG)	Magnétoencéphalographie	Magnetoencefalografía	Magnetoencefalografia
Magnetska rezonancija (MR)	Magnetic resonance imaging (MRI)	Imagerie par résonance magnétique (IRM)	Imagen por resonancia magnética (IRM)	Imaging a risonanza magnetica (risonanza magnetica tomografica)
Magnezij	Magnesium	Magnésium	Magnesio	Magnesio
Majka	Mother	Mère	Madre	Madre
Malapsorpcija	Malabsorption	Malabsorption	Malabsorción	Malassorbimento
Mali mozak	Cerebellum	Cervelet	Cerebelo	Cervelletto
Mali prst	Little finger (pinky)	Auriculaire (petit doigt)	Dedo meñique	Mignolo
Mamografija	Mammography	Mammographie	Mamografía	Mammografia (mastografia)
Mangan	Manganese	Manganèse	Manganeso	Manganese
Manija	Mania	Manie	Manía	Mania
Manjak estrogena	Estrogen deficiency	Carence oestrogénique	Deficiencia de estrógenos	Carenza di estrogeno
Manjak faktora koagulacije	Coagulation factor deficiency	Déficit en facteur de la coagulation	Deficiencia de factor de coagulación	Carenza di fattore di coagulazione
Manjak sperme (oligospermija)	Low semen volume (oligospermia)	Présence de spermatozoïdes en quantité faible (oligospermie)	Bajo volumen de semen (oligospermia)	Produzione di pochi spermatozoi (oligospermia)
Manjak vitamina	Vitamin deficiency	Carence en vitamine	Carencia de vitamina	Carenza di vitamine
Manjak vitamina A	Vitamin A deficiency	Carence en vitamine A	Carencia de vitamina A	Carenza di vitamina A
Manjak vitamina B1	Vitamin B1 deficiency	Carence en vitamine B1	Carencia de vitamina B1	Carenza di vitamina B1
Manjak vitamina B12	Vitamin B12 deficiency	Carence en vitamine B12	Carencia de vitamina B12	Carenza di vitamina B12
Manjak vitamina B2	Vitamin B2 deficiency	Carence en vitamine B2	Carencia de vitamina B2	Carenza di vitamina B2
Manjak vitamina B3	Vitamin B3 deficiency	Carence en vitamine B3	Carencia de vitamina B3	Carenza di vitamina B3
Manjak vitamina C	Vitamin C deficiency	Carence en vitamine C	Carencia de vitamina C	Carenza de vitamina C
Manjak vitamina D	Vitamin D deficiency	Carence en vitamine D	Carencia de vitamina D	Carenza de vitamina D
Manjak vitamina K	Vitamin K deficiency	Carence en vitamine K	Carencia de vitamina K	Carenza de vitamina K
Manometrija jednjaka	Esophageal manometry	Manométrie oesophagienne	Manometría esofágica	Manometria esofagea
Manšeta tlakomjera	Manometer cuff	Brassard du manomètre	Manguito de presión arterial	Manicotto di sfigmomanometro
Maska za kisik	Oxygen mask	Masque à oxygène	Máscara de oxígeno	Maschera dell'ossigeno
Maska za oživljavanje	CPR mask	Masque de réanimation	Máscara de reanimación	Maschera per rianimazione
Masna embolija	Fat embolism	Embolie de cholestérol	Embolismo graso	Embolia adiposa
Masno tkivo	Fat tissue	Tissu adipeux (masse grasse)	Tejido graso (tejido adiposo)	Tessuto adiposo
Mast	Fat	Matière grasse	Grasa	Lipidi
Mastopatija	Mastopathy	Mastopathie	Mastopatía	Mastopatia
Maternica (uterus)	Womb (uterus)	Utérus	Matriz (útero, seno materno)	Utero
Međica (perineum)	Perineum	Périnée	Periné (perineo)	Perineo
Medicinska pretraga	Medical examination	Examen médical	Exámen médico	Esame medico
Medicinska sestra	Nurse	Infirmier	Enfermera	Infermiera /infermiere
Medicinski centar	Medical center	Centre médical	Centro médico	Centro di medicina
Medicinski kanabis	Medical cannabis	Cannabis médical	Cannabis medicinal	Cannabis terapeutica
Medicinski potpomognuta oplodnja	Medically assisted procreation	Procréation médicalement assistée	Reproducción asistida	Procreazione assistita
Medijastinoskopija	Mediastinoscopy	Médiastinoscopie	Mediastinoscopia	Mediastinoscopia
Međukralježnični disk	Intervertebral disc	Disque intervertébral	Disco intervertebral	Disco intervertebrale
Međumozak	Diencephalon	Diencéphale	Diencéfalo	Diencefalo

Hrvatski	Engleski	Francuski	Španjolski	Talijanski
Međustanična tekućina	Interstitial fluid	Liquide interstitiel	Líquido intersticial (líquido tisular)	Liquido extracellulare
Megakolon	Megacolon	Mégacolôn	Megacolon	Megacolon
Mehaničke ozljede	Mechanical injuries	Lésions mécaniques	Lesiones mecánicas	Lesioni meccaniche
Meka moždana ovojnica	Pia mater	Pie-mère	Piamadre	Pia madre
Meko nepce	Soft palate	Voile du palais	Úvula	Palato molle
Mekonij	Meconium	Méconium	Meconio	Meconio
Mekonijalni aspiracijski sindrom	Meconium aspiration syndrome	Syndrome d'aspiration méconiale	Síndrome de aspiración de meconio	Sindrome da aspirazione di meconio
Mekonijalni ileus	Meconium ileus	Iléus méconial	Enfermedad de Hirschsprung (megacolon agangliónico)	Malattia di Hirschsprung (ostruzione del colon congenita)
Mekonijalni peritonitis	Meconium peritonitis	Péritonite méconiale	Peritonitis meconial	Peritonite da meconio
Melanin	Melanin	Mélanine	Melanina	Melanina
Melanotropin	Melanotropin	Hormone mélanotrope (mélanocortine, mélanotropine)	Melanotropina	Ormone melanotropo
Melatonin	Melatonin	Mélatonine (hormone du sommeil)	Melatonina	Melatonina
Meningoencefalokela	Meningoencephalocele	Méningoencphalocèle	Meningoencefalocele	Meningoencefalocele
Meningokela	Meningocele	Méningocèle	Meningocele	Meningocele
Meningomijelokela	Meningomyelocele	Myéloméningocèle	Mielomeningocele	Mielomeningocele
Menopauza (klimakterij)	Menopause	Ménopause	Menopausia	Menopausa
Menstruacija	Menstruation	Règle (menstruation)	Menstruación (período)	Mestruazione
Menstruacijski ciklus	Menstrual cycle	Cycle menstruel	Ciclo menstrual	Ciclo mestruale
Menstrualne smetnje	Menstrual disorder	Troubles du cycle menstruel	Trastorno menstrual	Disturbi mestruali
Mentalna retardacija	Mental retardation	Retard mental (handicap mental)	Retraso mental	Ritardo mentale
Metabolička acidoza	Metabolic acidosis	Acidose métabolique	Acidosis metabólica	Acidosi metabolica
Metadon	Methadone	Méthadone	Metadona	Metadone
Meteoropatija	Meteoropathy	Météoropathie	Meteoropatía	Meteoropatia
Mifepriston	Mifepristone	Mifépristone	Mifepristona	Mifepristone
Migrena	Migraine	Migraine	Migraña (jaqueca)	Emicrania
Mijelografija	Myelography	Myélographie	Mielografía	Mielografia
Mikrobiološki pregled (kultura)	Microbiological culture	Culture microbiologique	Cultivo	Coltura di microrganismi
Mikrobiološki pregled brisa grla	Throat swab culture	Culture de gorge avec le coton-tige	Exudado faríngeo	Coltura di gola
Mikrobiološki pregled brisa rodnice	Vaginal swab culture	Culture vaginale	Cultivo vaginal	Coltura vaginale
Mikrobiološki pregled ispljuvka	Sputum culture	Culture de crachat	Cultivo de esputo	Coltura di sputo
Mikrobiološki pregled krvi (hemokultura)	Blood culture	Hémoculture	Hemocultivo	Emocoltura
Mikrobiološki pregled likvora	Cerebrospinal fluid culture	Culture du liquide cérébro-spinal	Cultivo de líquido cefalorraquídeo	Coltura del liquor
Mikrobiološki pregled mokraće (urinokultura)	Urine culture	Uroculture	Urocultivo	Urinocoltura
Mikrocefalija (sitnoglavost)	Microcephaly	Microcéphalie	Microcefalia	Microcefalia
Mikrogram	Microgram	Microgramme	Microgramo	Microgrammo
Miligram	Milligram (milligramme)	Milligramme	Miligramo	Milligrammo
Milijarda	Milliard (billion)	Milliard	Mil millones (miliarda)	Un miliardo
Milije (dječje akne)	Milia (milk spots)	Milium (grutum, acné miliaire)	Milium (milia)	Acne miliare
Milijun	Million	Million	Millón	Un milione
Mililitar	Millilitre	Millilitre	Mililitro	Millilitro
Mineral	Mineral	Minéral	Mineral	Minerale
Mineralkortikoid (Na-hormon)	Mineralcorticoid	Minéralcorticoïde	Mineralocorticoide	Mineralcorticoide

Hrvatski	Engleski	Francuski	Španjolski	Talijanski
Mineralno ulje	Mineral oil	Huile minérale	Aceite mineral	Olio minerale
Minuta	Minute	Minute	Minuto	Minuto
Miom	Myoma	Myome	Mioma	Mioma
Miorelaksator	Muscle relaxant	Myorelaxant	Relajante muscular (miorrelajante)	Miorilassante
Mirovanje u krevetu	Bed rest	Repos au lit	Guardar cama	Riposo a letto
Mišić	Muscle	Muscle	Músculo	Muscolo
Mišićna fascija	Muscular fascia	Fascia musculaire (périmysium)	Fascia profunda	Fascia muscolare
Mišićna hipotonija	Muscular hypotonia	Hypotonie musculaire	Hipotonía muscular	Ipotonia muscolare
Mišićni grč (spazam)	Muscular cramp (spasm)	Crampe musculaire (spasme)	Espasmo muscular (calambre)	Spasmo muscolare
Mitralni zalistak (bikuspidalni zalistak)	Mitral valve (bicuspid valve)	Valve mitrale (valve bicuspide)	Válvula bicúspide (válvula mitral)	Valvola mitrale (valvola bicuspide)
Mjerenje krvnog pritiska	Blood pressure monitoring	Monitoring de la pression artérielle	Monitorización de la presión arterial	Misurazione della pressione arteriosa
Mjerenje pulsa	Pulse monitoring	Prise de pouls	Comprobación del pulso	Misurazione del polso
Mjesec	Month	Mois	Mes	Mese
Mjesečarenje (somnambulizam)	Sleepwalking (somnambulism)	Somnabulisme	Sonambulismo (noctambulismo)	Sonnambulismo
Mliječni vod	Lactiferous duct	Canal galactophore	Conducto mamario (conducto galactóforo)	Dotto galattoforo
Mliječni zub	Milk tooth	Dent temporaire	Diente de leche	Dente da latte
Mlohavi mišić	Flaccid muscle (untoned muscle)	Muscle flasque (hypotonie musculaire)	Músculo flácido	Muscolo flaccido
Modrica (ekhimoza)	Bruise (ecchymosis)	Ecchymose	Moretón (equimosis)	Ammaccatura (ecchimosi)
Mokraća (urin)	Urine	Urine	Orina	Urina
Mokraćevina (urea, ureja)	Urea	Urée (carbamide)	Urea	Urea
Mokraćni mjehur	Urinary bladder	Vessie	Vejiga urinaria	Vescica urinaria
Mokraćovod (ureter)	Ureter	Uretère	Uréter	Uretere
Mokrenje (uriniranje)	Urination (voiding)	Miction	Micción	Urinazione
Molibden	Molybdenum	Molybdène	Molibdeno	Molibdeno
Monitor za praćenje vitalnih znakova	Vital signs monitor	Moniteur de signes vitaux	Monitor de signos vitales	Monitor per parametri vitali
Monocit	Monocyte	Monocyte	Monocito	Monocita
Morfin	Morphine	Morphine	Morfina	Morfina
Morska bolest	Seasickness	Mal de mer	Mal de mar	Mal di mare
Morula	Morula	Morula	Mórula	Morula
Mozak	Brain	Cerveau	Cerebro	Cervello
Moždana klijetka	Brain ventricle	Ventricule cérébral	Ventrículo cerebral	Ventricolo cerebrale
Moždana kora	Cerebral cortex	Cortex cérébral (écorce cérébrale)	Corteza cerebral	Corteccia cerebrale
Moždana ovojnica	Meninx	Méninge	Meninge	Meninge
Moždana srž	Brain marrow	Moelle du cerveau	Médula cerebral	Midollo cerebrale
Moždana tekućina (likvor)	Cerebrospinal fluid	Liquide cérébro-spinal	Líquido cefalorraquídeo (líquido cerebrospinal)	Liquido cefalora-chidiano (liquor, liquido cerebrospinale)
Moždani udar	Stroke (cerebrovascular accident)	Attaque cérébrale (accident vasculaire cérébral)	Derrame cerebral (accidente cerebrovascular)	Colpo apoplettico
Moždani živac	Cranial nerve	Nerf crânien	Nervio craneal	Nervo cranico
Moždano krvarenje (apopleksija)	Apoplexy	Apoplexie (attaque d'apoplexie)	Apoplejía (golpe apoplético)	Apoplessia
Moždano stablo	Brain stem	Tronc cérébral	Tronco del encéfalo	Tronco encefalico
Mrežnica (retina)	Retina	Rétine	Retina	Rètina
MRSA	MRSA	SARM	SARM	MSSA (MRSA)
Mršavljenje	Weight loss (weight reduction)	Amaigrissement	Pérdida de peso	Dimagramento
Mrtvačnica	Morgue (mortuary)	Morgue	Depósito de cadáveres (morgue)	Obitorio (mortorio)
Mrtvorođenče	Stillborn	Mort-né	Nacido muerto	Nato morto
Mučnina	Nausea	Nausée	Náusea	Nausea
Mukocela	Mucocele	Mucocèle	Mucocele	Mucocele
Mukolitik	Mucolytic	Mucolytique	Mucolítico	Mucolitico

Hrvatski	Engleski	Francuski	Španjolski	Talijanski
Mutni urin	Unclear urine (foggy urine)	Urine opaque	Orina turbia	Urine torbide
Na tašte	On empty stomach (before the meal)	À jeun	En ayunas	A digiuno
Na usta	Orally	Par voie orale	Por vía oral	Oralmente (per via orale, per bocca)
Na večer	In the evening	Le soir	Por la noche	La sera
Nadbubrežna žlijezda	Adrenal gland	Glande surrénale	Glándula suprarrenal	Surrene
Nadlaktica	Upper arm	Partie supérieure du bras	Parte superior del brazo	Barccio
Nadutost i vjetrovi	Bloating and gases (flatulence)	Ballonnements et vesse (flatulence)	Hinchazón y gases (flatulencia, ventosidad)	Gonfiezza e venti (flatulenza)
Nagluhost	Hard of hearing	Surdité partielle	Corto de oído (parcialmente sordo)	Sordità parziale
Nagnječenje (zgnječenje, kontuzija)	Contusion	Contusion	Contusión	Contusione
Nagnječenje mozga	Cerebral contusion	Contusion cérébrale	Contusión cerebral	Contusione cerebrale
Nakon jela	After meal	Après-repas	Después de una comida	Dopo il pasto
Nakovanj	Anvil (incus)	Enclume	Yunque	Incudine
Naočale	Glasses	Lunettes de vue	Gafas	Occhiali
Napad	Attack	Attaque	Ataque	Attaco
Napadaj panike	Panic attack	Crise de panique	Ataque de pánico	Attaco di panico
Napetost trbušne stijenke	Abdominal wall tension	Tension de la paroi stomacale	Tensión de la pared abdominal	Tensione di parete addominale
Narkolepsija	Narcolepsy	Narcolepsie (maladie de Gélineau)	Narcolepsia (síndrome de Gelineau, epilepsia del sueño)	Narcolessia
Nasilna smrt	Violent death	Mort violente	Muerte violenta	Morte violenta
Natkoljenica (bedro)	Thigh	Cuisse	Muslo (región femoral)	Coscia
Natrij	Sodium	Sodium	Sodio	Sodio
Nedonošće	Preterm newborn	Nouveau-né prématuré	Recién nacido pre-término	Neonato pretermine
Negativan Rh faktor	Rh factor negative	Système Rhésus négatif	Factor Rh negativo	Fattore Rh negativo
Nejednaka veličina zjenica (anizokorija)	Unequal size of pupils (anisocoria)	Différence de taille entres les pupilles (anisocorie)	Asimetría del tamaño de las pupilas (anisocoria)	Diseguaglianza del diametro delle pupille (anisocoria)
Nekontrolirani pokreti očiju (opsoklonus)	Uncontrolled eye movement (opsoclonus)	Mouvements involontaires anarchiques des globes oculaires (opsoclonus)	Movimientos involuntarios y rápidos de los ojos (opsoclonus)	Movimenti incontrollati degli occhi (opsoclono)
Nekroza	Necrosis	Nécrose	Necrosis	Necrosi
Nemir (anksioznost)	Anxiety	Anxiété	Ansiedad	Ansia (ansietà)
Nemogućnost kretanja	Movement inability	Incapacité de se mouvoir	Incapacidad de movimiento	Mancanza di movimento
Nemogućnost mokrenja	Inability to urinate	Incapacité d'uriner	Incapacidad para orinar	Mancata secrezione di urina
Neonatologija	Neonatology	Néonatologie	Neonatología	Neonatologia
Nepce	Palate	Palaise	Paladar	Palato
Neplodnost (sterilitet)	Infertility (sterility)	Infertilité (stérilité)	Infertilidad	Sterilità (infecondità)
Nepodnošenje glutena	Gluten intolerance	Intolérance au gluten	Intolerancia al gluten	Intolleranza al glutine
Nepodnošenje laktoze (netolerancija laktoze)	Lactose intolerance	Intolérance au lactose	Intolerancia a la lactosa	Intolleranza al lattosio
Nerazvijenost organa (aplazija organa)	Absence in development of an organ (aplasia of an organ)	Arrêt du développement d'un organe (aplasie d'un organe)	Desarrollo detenido de un órgano (aplasia de un órgano)	Mancato sviluppo di un organo (aplasia di un organo)
Nesanica	Insomnia	Insomnie	Insomnio	Insonnia
Nespušteni testis	Undescended testicle	Absence de descente des testicules	Descenso incompleto de testículo	Mancata discesa del testicolo
Nesreća	Accident	Accident	Accidente	Accidente
Nesreća na radu	Occupational accident	Accident du travail	Accidente laboral	Infortunio sul lavoro
Nesreća u kući	Domestic accident	Accident domestique	Accidente doméstico	Infortunio domestico

Hrvatski	Engleski	Francuski	Španjolski	Talijanski
Nesteroidni antireumatik	Non-steroidal antiinflammatory drug	Anti-inflammatoire non stéroïdien	Antiinflamatorio no esteroideo	Farmaco anti-infiammatore non steroide-FANS
Nesvjestica	Unconsciousness	Absence de la conscience	Inconsciencia	Incoscienza (stato di incoscienza)
Neuhranjenost	Underfedness (malnutrition)	Malnutrition	Desnutrición	Sottopeso (grave magrezza)
Neumjerena glad	Excessive hunger (polyphagia)	Faim excessive (polyphagie)	Aumento anormal de la necesidad de comer (polifagia)	Aumento incontrollato dell'appetito (polifagia)
Neuralgija	Neuralgia	Névralgie	Neuralgia	Nevralgia
Neurastenija	Neurasthenia	Neurasthénie	Neurastenia	Nevrastenia
Neurogeni šok	Neurogenic shock	Choc neurogénique	Choque neurogénico	Shock neurogeno
Neuroza	Neurosis	Névrose (neurose)	Neurosis	Nevrosi
Nikotinska guma za žvakanje	Nicotine gum	Gomme à la nicotine	Goma de mascar de nicotina	Gomma da masticare antifumo
Nikotinski flaster	Nicotine patch	Timbre à la nicotine	Parche de nicotina	Cerotto antifumo
Nistagmus	Nystagmus	Nystagmus	Nistagmo	Nistagmo
Nistatin	Nystatin	Nystatine	Nistatina	Nistatina
Nizak krvni tlak (hipotenzija)	Low blood pressure (hypotension)	Baisse de la pression artérielle (hypotension artérielle)	Presión sanguínea baja (hipotensión)	Bassa pressione arteriosa (ipotensione)
Njega	Nursing (care)	Soins de santé	Asistencia (cuidado)	Assistenza infermieristica
Noć	Night	Nuit	Noche	Notte
Noćna desaturacija	Sleep apnea	Apnée du sommeil	Apnea del sueño	Sindrome delle apnee nel sonno
Noćna posuda	Chamber -pot	Pot de chambre	Orinal	Vaso da notte (pitale)
Noćni grčevi u nogama	Nocturnal leg cramps	Crampes nocturnes des jambes	Calambres nocturnos en las piernas	Crampo notturno alle gambe
Noćni ormarić	Night table (bedside table)	Table de chevet (table de nuit)	Mesilla de noche	Comodino
Noćno mokrenje (nokturija)	Frequent urination at night (nocturia)	Excrétion urinaire à prédominance nocturne (nycturie)	Emisión excesiva de orina durante la noche (nicturia)	Urinazione notturna (nicturia)
Noćno sljepilo	Night blindness (nyctalopia)	Cécité nocturne (héméralopie)	Ceguera nocturna (nictalopia)	Cecità notturna (nictalopia)
Noćno znojenje	Night sweats	Sueurs nocturnes	Sudor nocturno	Sudore notturno
Noga	Leg	Membre inférieur	Miembro inferior	Arto inferiore
Nokat	Nail	Ongle	Uña	Unghia
Noradrenalin	Noradrenaline	Noradrénaline	Noradrenalina	Noradrenalina
Nos	Nose	Nez	Nariz	Naso
Nosila	Stretcher	Civière	Camilla enrollable	Barella (lettiga)
Nosna kanila	Nasal cannula	Canule nasale	Cánula nasal	Cannula nasale
Nosna kost	Nasal bone	Os nasal	Hueso proprio de la nariz (hueso nasal)	Osso nasale
Nosnica	Nostril	Narine	Narina	Narice
Novorođenačka žutica	Neonatal jaundice	Ictère néonatal	Ictericia del recién nacido	Ittero neonatale
Novorođenačke kolike	Baby colic	Coliques de bébé	Cólico del recién nacido	Coliche del neonato
Novorođenče	Newborn (infant)	Nouveau-né	Neonato (recién nacido)	Neonato
Nožni prst	Toe	Orteil	Dedo del pie	Dito del piede
Nuhalna translucencija	Nuchal scan (nuchal translucency)	Clarté nucale	Traslucencia nucal	Traslucenza nucale
Nula	Zero	Zéro	Cero	Zero
Nuspojave lijeka	Drug side-effects	Effets indésirables d'un médicament	Reacción adversa a medicamento	Effetti indesiderati da farmaco
Nutritiv	Nutrient	Nutriment (élément nutritif)	Nutrimento (nutriente)	Sostanza nutriente (sostanza nutritiva)
Nužnik	Toilet (lavatory)	Toilette (cabinet)	Servicio	Vaso sanitario
Obaviti nuždu	Using a toilet	Aller aux toilettes	Ir al servicio	Uso del gabinetto
Obdukcija	Autopsy	Autopsie	Autopsia	Autopsia
Oblog	Compress	Compresse	Compresa	Compressa
Obraz	Cheek	Joue	Mejilla (carrillo)	Guancia
Obrezivanje	Circumcision	Circoncision	Circuncisión	Circoncisione
Obrva	Eyebrow	Sourcils	Ceja	Sopracciglio

Hrvatski	Engleski	Francuski	Španjolski	Talijanski
Očna jabučica	Eyeball	Globe oculaire	Globo ocular	Bulbo oculare
Očna šupljina	Eye orbit	Orbite de l'oeil	Órbita	Orbita oculare
Očnjak (kanin)	Canine tooth	Canine	Canino (diente colmillo)	Canino
Odjel	Ward	Salle	Sala (pabellón)	Padiglione (reparto)
Odvajanje mrežnice (ablacija retine)	Retinal ablation (retinal detachment)	Décollement de la rétine	Desprendimiento de retina	Distacco di retina
Oftalmoskopija	Ophtalmoscopy	Ophtalmoscopie	Oftalmoscopia	Oftalmoscopìa
Ograničena pokretljivost zgloba	Limited joint mobility	Mobilité atriculaire limitée	Rango de movimiento articular limitado	Ridotta mobilità articolare
Ogrebotina	Scratch	Égratignure	Rasguño	Graffio (graffiatura)
Ojedina (abrazija)	Abrasion	Écorchure	Abrasión (escoriación)	Abrasione (escoriazione)
Oko	Eye	Oeil	Ojo	Occhio
Oksikodon	Oxycodone	Oxycodone	Oxicodona	Ossicodone
Oksitocin	Oxytocin	Ocytocine (oxytocine)	Oxitocina	Ossitocina
Okusni pupoljak	Taste bud	Papille gustative	Papila gustativa	Papilla gustativa
Omega-3 masne kiseline	Omega-3 fatty acid	Acides gras oméga-3	Ácido graso omega 3	Omega-3 acidi grassi
Opća anestezija	General anesthesia	Anesthésie générale	Anestesia general	Anestesia generale
Opeklina	Burn	Brûlure	Quemadura	Ustione
Opeklina od strujnog udara	Electric shock burn	Brûlure électrique	Quemadura eléctrica	Ustione da corrente elettrica
Operacija	Operation (surgery)	Opération chirurgicale	Operación quirúrgica	Operazione (intervento chirurgico)
Operacijska sala	Operating room	Bloc opératoire	Quirófano	Sala operatoria
Opijat (opioid)	Opioid	Opioïde	Opioide	Oppioide
Oplodnja in vitro	In vitro fertilisation	Fécondation in vitro	Fecundación in vitro	Fertilizzazione in vitro
Oporavak	Recovery	Guérison	Recuperación	Guarigione (ristabilimento)
Oralni test tolerancije na glukozu (OGTT)	Oral glucose tolerance test (OGTT)	Test de tolérance orale au glucose (TTOG)	Test de tolerancia oral a la glucosa	Test orale di tolleranca al glucosio (OGTT, curva da carico orale di glucosio)
Organ	Organ	Organe	Órgano	Organo
Orijentacija	Orientation	Orientation	Orientación	Orientamento
Ormar	Wardrobe (cupboard, cabinet)	Armoire	Armario	Armadio (credenza)
Orofaringealna kanila	Oropharyngeal airway	Canule de Guedel	Cánula orofaríngea (tubo de Mayo, cánula de Guédel)	Cannula oro-faringea
Ortopedija	Orthopedics	Orthopédie	Ortopedia	Ortopedia
Osam	Eight	Huit	Ocho	Otto
Osamdeset	Eighty	Quatre-vingts	Ochenta	Ottanta
Osamnaest	Eighteen	Dix-huit	Dieciocho	Diciotto
Osamnaesti	Eighteenth	Dix-huitième	Decimoctavo	Diciottesimo
Osamnaesti tjedan	Eighteenth week	Dix-huitième semaine	Decimoctava semana	Diciottesima settimana
Osamsto	Eight hundred	Huit cents	Ochocientos	Ottocento
Osip	Rash (eruption, eczema)	Rash (eczéma)	Sarpullido (erupción, eccema)	Sfogo (eruzione cutanea)
Ošit (dijafragma)	Diaphragm	Diaphragme	Diafragma	Muscolo diaframma
Osjećaj straha	Sensation of fear	Sensation de peur	Sensación de miedo	Senso della paura
Osjetljivost na bol (algezija)	Sensitivity to pain (algesia)	Sensibilité à la douleur (algésie)	Sensibilidad al dolor (algesia)	Sensibilità al dolore (algesia)
Osmi	Eighth	Huitième	Octavo	Ottavo
Osmi mjesec	Eighth month	Huitième mois	Octavo mes	Ottavo mese
Osmi tjedan	Eighth week	Huitième semaine	Octava semana	Ottava settimana
Ospice (morbili)	Measles	Rougeole (1re maladie)	Sarampión	Morbillo
Osrčje (perikard)	Pericardium	Péricarde	Pericardio	Pericardio
Ostatni dušik u krvi (urea nitrogen test)	Blood urea nitrogen test (BUN)	Azote d'urée dans le sang	Nitrógeno ureico en sangre (BUN)	Azoto ureico nel sangue (BUN)
Ostatni urin (rezidualni urin)	Post-void residual urine volume	Volume urinaire résiduel	Volumen residual de orina	Volume urinario residuo
Oštećenje perifernog živca	Peripheral nerve lesion	Lésion du nerf périphérique	Lesión de nervio periférico	Lesione del nervo periferico
Oštećenje živca (lezija živca)	Nerve lesion	Lésion du nerf	Lesión de nervio	Lesione del nervo

Hrvatski	Engleski	Francuski	Španjolski	Talijanski
Osteoartropatija hipertrofika Pierre Marie	Hyperthropic osteoarthropaty (Pierre Marie-Bamberger syndrome)	Ostéo-arthropathie hypertrophiante de Pierre Marie (syndrome de Marie-Bamberger)	Osteoartropatía hipertrófica (enfermedad de Bamberger-Marie)	Osteoartropatia ipertrofizzante (sindrome di Pierre Marie-Bamberger)
Osteoporoza	Osteoporosis	Ostéoporose	Osteoporosis	Osteoporosi
Oštra bol	Sharp pain	Douleur tranchante	Dolor afilado	Dolore tagliente
Otac	Father	Père	Padre	Padre
Oteklina	Swelling	Gonflement (enflure)	Hinchazón	Gonfiore
Otežan govor (disfazija)	Speech difficulty (dysphasia)	Trouble de l'apprentissage du langage (dysphasie)	Trastorno del lenguaje (disfasia)	Disturbo del linguaggio verbale (afasia)
Otežano disanje	Breathing difficulty	Difficulté de respiration	Dificultad de respiración	Respirazione difficoltosa
Otežano gutanje (disfagija)	Difficult swallowing (dysphagia)	Difficulté de deglutition (dysphagie)	Dificultad para tragar (disfagia)	Difficoltà a deglutire (disfagia)
Otežano pražnjenje crijeva (otežana defekacija)	Difficult defecation (tenesmus)	Difficulté à déféquer (ténesme)	Dificultad para la defecación (tenesmo rectal)	Difficoltà a defecare (tenesmo)
Otežano usporeno mokrenje (dizurija)	Difficult urination (dysuria)	Difficulté à uriner (dysurie)	Dificultad al orinar (disuria)	Emissione di urine con difficoltà (disuria)
Otopina	Solution	Solution	Soluto	Soluzione
Otoskopija	Otoscopy	Otoscopie	Otoscopía	Otoscopia
Otpad (otpadni proizvod)	Debris	Débris	Materia de desperdicio	Rottami
Otrov	Poison	Poison	Veneno	Veleno
Otvaranje ušća maternice	Cervical dilation	Dilatation cervicale	Dilatación del cuello uterino	Dilatazione della cervice uterina
Otvoreni ductus arteriosus (Ductus arteriosus persistens)	Patent ductus arteriosus (persistent ductus arteriosus)	Persistance du canal artériel	Ductus arterioso persistente (conducto arterioso persistente)	Dotto arterioso persistente (ductus arteriosus persistente)
Otvoreni prijelom kosti	Open fracture (compound fracture)	Fracture ouverte	Fractura abierta	Frattura aperta (frattura esposta)
Otvoriti	Open	Ouvrir	Abrir	Aprire
Ovapnjenje (kalcifikacija)	Calcification	Calcification	Calcificación	Calcificazione
Ovisnost	Addiction	Dépendance (addiction)	Adicción (dependencia)	Dipendenza
Ovisnost o drogama	Drug addiction	Toxicomanie	Adicción a las drogas (drogodependencia)	Tossicodipendenza (tossicomania)
Ovisnost o seksu	Sexual addiction	Sexualité compulsive	Adicción sexual	Dipendenza sessuale
Ovogeneza (oogeneza)	Oogenesis	Ovogenèse	Ovogénesis	Ovogenesi
Ovulacija	Ovulation	Ovulation	Ovulación	Ovulazione
Ozdraviti	Recover (heal)	Se remettre (se guérir)	Reponerse (recuperarse)	Sanare (guarire, recuperare)
Ozeblina	Frostbite	Gelure	Congelamiento	Congelamento
Ožiljak	Scar	Cicatrice	Cicatriz	Cicatrice (sfregio)
Oživljavanje (reanimacija)	Reanimation	Réanimation	Reanimación	Rianimazione
Ozljeda	Injury	Blessure	Herida	Ferita
Ozljede glave i mozga	Head and brain injuries	Blessures à la tête et blessures du cerveau	Lesiones de la cabeza y del cerebro	Lesioni della testa e del cervello
Pad	Fall	Chute	Caída	Cadutta (cascata)
Pad krvnog tlaka	Blood pressure fall	Pression artérielle effondrée	Caída de la presión arterial	Abbassamento della pressione del sangue
Palac	Thumb	Pouce	Dedo pulgar (pólice)	Pollice
Palčana kost	Radius	Radius	Radio	Radio
Pandemija	Pandemic	Pandémie	Pandemia	Pandemia
Papa-test (Papanicolaouova klasifikacija)	Papanicolau test (Pap test)	Test PAP	Prueba de Papanicolau	Test di Papanicolaou (Pap test)
Paracetamol	Paracetamol	Paracétamol	Paracetamol	Paracetamolo
Parafin	Paraffin	Paraffine	Parafina	Paraffina
Paraliza (oduzetost, kljenut)	Paralysis	Paralysie	Parálisis	Paralisi
Paranoja	Paranoia	Paranoïa	Paranoia	Paranoia

Hrvatski	Engleski	Francuski	Španjolski	Talijanski
Parasimpatikus	Parasympathetic nervous system	Système nerveux parasympatique (système vagal)	Sistema nervioso parasimpático	Sistema nervoso parasimpatico
Paratireoidni hormon	Parathyroid hormone	Parathormone (hormone parathyroïdienne)	Parathormona (hormona paratiroidea, paratirina)	Paratormone (ormone paratiroideo)
Parazitarna bolest (parazitoza)	Parasitic disease (parasitosis)	Maladie parasitique (parasitose)	Enfermedad parasitaria (parasitosis)	Malattia parassitaria (parassitosi)
Parcijalno tromboplastinsko vrijeme (PTT)	Partial thromboplastin time (PTT)	Temps de céphaline activée (TCA)	Tiempo de tromboplastina parcial activado	Tempo di tromboplastina parziale
Pareza	Paresis	Parésie	Paresis	Paresi
Parodontoza	Periodontitis	Parodontite	Periodontitis (piorrea)	Parodontite
Pasjemenik	Epididymis	Épididyme	Epidídimo	Epididimo
Pasta	Paste	Pâte	Pasta	Pasta
Pasta za zube	Tooth paste	Dentifrice	Pasta de dientes (dentífrico)	Dentifricio
Patelarni refleks	Patellar reflex	Réflexe rotulien	Reflejo patelar	Riflesso patellare
Patologija	Pathology	Pathologie	Patología	Patologia
Patološki porod	Pathological birth	Accouchement pathologique	Parto patológico	Parto patologico
Patuljasti rast (nanizam)	Dwarfism (nanism)	Nanisme	Enanismo	Nanismo
Paučinasta ovojnica (arachnoidea)	Arachnoid mater	Arachnoïde	Aracnoides	Aracnoide
Pazuh (aksila)	Armpit (axilla, underarm)	Aisselle	Sobaco (axila)	Ascella
Pećenje (žarenje)	Burning sensation	Sensation cuisante	Sensación de ardor	Sensazione bruciante
Pećenje za vrijeme mokrenja	Urinary burning	Brûlures à la miction	Ardor al orinar	Bruciore urinario
Pedeset	Fifty	Cinquante	Cincuenta	Cinquanta
Pedijatrija	Pediatrics	Pédiatrie	Pediatría	Pediatria
Pelena	Diaper	Couche-culotte	Pañal	Pannolino
Pelvimetrija	Pelvimetry	Pelvimétrie	Pelvimetría	Pelvimetria
Penicilin	Penicillin	Pénicilline	Penicilina	Penicillina
Penis	Penis	Pénis	Pene (falo)	Pene
Perimetrija	Perimetry	Périmétrie	Campimetría (perimetría)	Perimetria
Periodično disanje (Cheyne-Stokesovo disanje)	Periodic breathing (Cheyne-Stokes respiration)	Respiration Cheynes-Stokes	Respiración periódica (respiración de Cheynes-Stokes)	Respiro di Cheyne-Stokes
Perkutana transtorakalna punkcija pluća	Transthoracic percutaneous fine needle aspiration	Ponction transthoracique percutanée à l'aiguille fine	Punción transtorácica aspirativa con aguja ultrafina	Agoaspirato polmonare percutaneo transtoracico
Perniciozna anemija	Pernicious anemia	Anémie pernicieuse	Anemia perniciosa	Anemia perniciosa
Perut	Dandruff	Pellicule	Caspa	Forfora
Pest (metakarpus)	Metacarpus	Métacarpe	Metacarpo	Metacarpo
Pet	Five	Cinq	Cinco	Cinque
Peta	Heel	Talon	Talón (calcañar)	Tallone
Petehije	Petechia	Pétéchie	Petequia	Petecchia
Peti	Fifth	Cinquième	Quinto	Quinto
Peti mjesec	Fifth month	Cinquième mois	Quinto mes	Quinto mese
Peti tjedan	Fifth week	Cinquième semaine	Quinta semana	Quinta settimana
Petna kost (kalkaneus)	Calcaneus	Calcanéus (calcanéum)	Calcáneo	Calcagno
Petnaest	Fifteen	Quinze	Quince	Quindici
Petnaesti	Fifteenth	Quinzième	Decimoquinto	Quindicesimo
Petnaesti tjedan	Fifteenth week	Quinzième semaine	Decimoquinta semana	Quindicesima settimana
Petno stopalo	Pes calcaneus	Pied calcanéus	Pie calcáneo	Piede calcaneo
Petsto	Five hundred	Cinq cents	Quinientos	Cinquecento
Piđama	Pyjamas (pajamas)	Pyjama	Pijama (piyama)	Pigiama
Pijelografija (urografija)	Pyelography	Urographie	Urografia	Urografia

Hrvatski	Engleski	Francuski	Španjolski	Talijanski
Pijelonefritis (infekcija bubrega)	Pyelonephritis (kidney infection)	Pyélonéphrite (infection bactérienne des voies urinaires hautes)	Pielonefritis (infección urinaria alta)	Pielonefrite
Pilula za "dan poslije" (postkoitalna kontracepcija, hitna kontracepcija)	Morning-after pill (postcoital contraception, emergency contraception)	Pilule du lendemain (contraception postcoitale, contraception d'urgence)	Anticonceptivo de emergenci (a (contracepción poscoital)	Pilola del "giorno doppo" (contraccezione postcoitale, contraccezione de emergenza)
Pinceta	Tweezers	Brucelles	Pinzas	Pinzette
Pinealna žlijezda (epifiza)	Pineal body (pineal gland, epiphysis)	Glande pinéale (épiphyse)	Glándula pineal (epífisis)	Ghiandola pineale (epifisi)
Pjena	Foam	Mousse	Espuma	Schiuma (spuma)
Pjenušavi ispljuvak	Foamy sputum	Crachat spumeux	Esputo espumoso	Sputo schiumoso
Placenta previja	Placenta previa	Placenta praevia	Placenta previa	Placenta previa
Plagiocefalija	Plagiocephaly	Plagiocéphalie	Plagiocefalia	Plagiocefalia
Plahta	Sheet	Drap	Sábana	Lenzuolo
Plastična operacija dojke (mastoplastika)	Plastic surgery of the breasts (mammoplasty)	Opération de chirurgie esthétique des seins (mammoplastie)	Cirugía estética de los senos (mamoplastia)	Procedura di chirurgia plastica del seno (mastoplastica)
Plastična operacija trbuha (abdominoplastika)	Plastic surgery of the abdomen ("tummy tuck", abdominoplasty)	Opération de chirurgie esthétique de la paroi abdominale (abdominoplastie)	Cirugía estética del abdomen (abdominoplastia)	Procedura di chirurgia plastica dell'addome (addominoplastica)
Plazma	Plasma	Plasma sanguin	Plasma sanguíneo	Plasma
Pletizmografija	Plethysmography	Pléthysmographie	Pletismografía	Pletismografia
Pleura	Pleura	Plèvre	Pleura	Pleura (pleure)
Plik	Blister	Phlyctène (ampoule, cloque)	Ampolla	Vescichetta (bolla)
Plin	Gas	Gaz	Gas	Gas
Pljunuti	Spit	Cracher	Escupir	Sputare
Plodna voda (amnijska tekućina)	Amniotic fluid	Liquide amniotique	Líquido amniótico	Liquido amniotico
Pluća	Lungs	Poumons	Pulmones	Polmoni
Plućna arterija	Pulmonary artery	Artère pulmonaire	Arteria pulmonar (tronco pulmonar, tronco de las pulmonares)	Arteria polmonare
Plućna embolija	Pulmonary embolism	Embolie pulmonaire	Embolia pulmonar	Embolia polmonare
Plućna hipertenzija	Pulmonary hypertension	Hypertension artérielle pulmonaire	Hipertensión arterial pulmonar	Ipertensione arteriosa polmonare
Plućni edem	Pulmonary edema	Oedème pulmonaire	Edema pulmonar	Edema polmonare
Plućno krilo	Lung	Poumon	Pulmón	Polmone
Plućno srce	Pulmonary heart disease	Coeur pulmonaire	Enfermedad cardíaca pulmonar (cor pulmonale)	Cuore polmonare
Pneumoencefalografija	Pneumoencephalography	Encéphalographie gazeuse	Neumoencefalografía	Pneumoencefalografía
Pneumotoraks	Pneumothorax	Pneumothorax	Neumotórax	Pneumotorace
Pod jezik	Sublingual administration	Sublingual	Vía sublingual	Sublinguale
Podlaktica	Forearm	Avant-bras	Antebrazo	Avambraccio
Podražaj na povraćanje	Urge to vomit	Envie de vomir	Ganas de vomitar	Impulso a vomitare
Podrigivanje	Burping (belching)	Rot (renvoi, éructation)	Eructo	Eruttazione
Pojačan osjećaj žeđi (polidipsija)	Increased thirst senasation (polydipsia)	Soif excessive (polydipsie)	Aumento anormal de la sed (polidipsia)	Aumento del senso della sete (polidipsia)
Pojačana dlakavost	Increased hairiness (hypertrichosis)	Pilosité excessive (hypertrichose)	Exceso de cabello (hipertricosis)	Aumento della pelosità (ipertricosi)
Pojačano lučenje sline (hipersalivacija)	Excessive secretion of saliva (hypersalivation)	Sécrétion de la salive excessive	Excesiva producción de saliva (hipersalivación)	Produzione di saliva eccessiva (ipersalivazione)
Pojačano opadanje kose	Increased hair loss	Perte de cheveux excessive	Aumento de la cáida del cabello	Aumento di perdita di capelli
Pokrivač	Cover	Couverture	Cubrecama (colcha, manta)	Coperta
Pokvareni zub	Rotten tooth	Dent pourri	Diente podrido	Dente guasto

Hrvatski	Engleski	Francuski	Španjolski	Talijanski
Polidaktilija	Polydactyly	Polydactylie	Polidactilia	Polidattilia
Polip	Polyp	Polype	Pólipo	Polipo
Polip maternice	Endometrial polyp (uterine polyp)	Polype utérin	Pólipo endometrial	Polipo endometriale
Polip na debelom crijevu	Colon polyp	Polype du côlon	Pólipo de colon	Polipo del colon
Polip na grliću maternice	Cervical polyp	Polype au col de l'utérus	Pólipo cervical	Polipo cervicale
Poliranje zuba	Teeth polishing	Vernis à dents	Pulidor de los dientes	Pulitura dei denti
Polisomnografija (viseparametarski test u pracenju procesa sna)	Polysomnography (sleep study)	Polysomnographie (polygraphie du sommeil)	Polisomnografía	Polisonnografia
Poluintenzivna njega	Semi -intensive care	Soins semi-intensifs	Cuidados semi-intensivos	Terapia semi-intensiva
Polumjesečasti aortni zalistak	Aortic valve	Valve aortique	Válvula sigmoidea aórtica	Valvola semilunare aortica
Pomada (mast)	Ointment (fat)	Pommade	Ungüento (pomada)	Pomata (unguento)
Poplava	Flood	Inondation	Inundación	Inondazione
Poplućnica (visceralna pleura)	Visceral pleura	Plèvre viscérale	Pleura visceral	Pleura viscerale
Pora	Pore	Pore	Poro	Poro
Porebrica (parijetalna pleura)	Parietal pleura	Plèvre pariétale	Pleura parietal	Pleura parietale
Poremećaj ishrane	Eating disorder	Trouble de conduite alimentaire	Trastorno alimentario	Disturbo del comportamento alimentare
Poremećaj koordinacije mišićnih pokreta (ataksija)	Lack of coordination of muscle movements (ataxia)	Trouble de coordination des mouvements musculaires (ataxie)	Descoordinación en el movimientos musculares (ataxia)	Disturbo della coordinazione muscolare (atassia)
Poremećaj kretanja	Movement disorder	Trouble du mouvement	Trastorno de movimiento	Disordine del movimento
Poremećaj mokrenja	Urination disorder	Trouble de la miction	Trastorno de la micción	Disturbo della minzione
Poremećaj osobnosti	Personality disorder	Trouble de la personnalité	Trastorno de personalidad	Disturbo di personalità
Poremećaj ponašanja	Behavioral disorder	Trouble du comportement	Trastorno del comportamiento	Disturbo dell'umore
Poremećaj ravnoteže	Balance disorder	Trouble de l'équilibre	Trastorno del equilibrio	Disturbo dell'equilibrio
Poremećaj sluha	Hearing disorder	Trouble de l'audition	Trastorno de la audición	Disturbo dell'udito
Poremećaj spavanja	Sleeping disorder	Trouble du sommeil	Trastorno del sueño	Disturbo del sonno
Poremećaj spolne diferencijacije	Sexual differentiation disorder	Trouble de la différenciation sexuelle	Trastorno de la diferenciación sexual	Disordine della differenziazione sessuale
Poremećaj učenja	Learning disability	Trouble de l'apprentissage	Dificultad del aprendizaje	Disturbo di apprendimento
Poremećaj vida	Sight disorder	Trouble de la vue	Trastorno de la visión	Disturbo della vista
Porfirija	Porphyria	Porphyrie	Porfiria	Porfiria
Porod	Childbirth	Accouchement (naissance)	Parto	Parto
Porod u vodi	Water birth	Accouchement dans l'eau	Parto en agua	Parto nell'acqua
Porodni kanal	Birth canal	Canal utérin	Canal del parto	Canale del parto
Porodničar (opstetičar)	Obstetrician	Obstétricien	Tocólogo (obstetra)	Ostetrico
Porodništvo	Obstetrics	Obstétrique	Obstetricia	Ostetricia
Porodno doba	Stage of birth	Stade du travail	Etapas del parto	Fase del parto
Portalna vena	Portal vein	Veine porte	Vena porta	Vena porta
Posjeta	Visit	Visite	Visita	Visita
Posjetitelj	Visitor	Visiteur	Visitante	Ospite (visitatore /visitatrice)
Poslijepodne	Afternoon	Après-midi	Tarde	Pomeriggio
Poslijeročni porod	Postmature birth	Naissance après terme	Parto postérmino	Parto post-termine
Pospanost (somnolencija)	Somnolence	Somnolence	Somnolencia	Sonnolenza

Hrvatski	Engleski	Francuski	Španjolski	Talijanski
Posteljica (placenta)	Placenta	Placenta	Placenta	Placenta
Postporođajna depresija	Postnatal depression (postpartum depression)	Dépression post-natale (dépression post-partum)	Depresión postparto (depresión postnatal)	Depressione post-partum
Posttraumatski stresni poremećaj (PTSP)	Posttraumatic stress disorder	Trouble de stress post-traumatique	Trastorno por estrés postraumático	Disturbo post traumatico da stress
Posttrombotički sindrom	Post-thrombotic syndrome	Syndrome post-thrombotique	Síndrome postrombótico	Sindrome post trombotica
Posturalna križobolja	Postural back pain	Lombalgie posturale	Dolor de espalda postural	Mal di schiena su base posturale
Posturalni edem (statički edem)	Postural edema	Oedème postural	Edema postural	Edema posturale
Pothlađenost (hipotermija)	Hypothermia	Hypothermie	Hipotermia	Ipotermia
Potkoljenica	Lower leg	Jambe	Pierna	Gamba
Potrbušnica (peritoneum)	Peritoneum	Péritoine	Peritoneo	Peritoneo
Potres mozga	Brain concussion	Commotion cérébrale	Conmoción cerebral	Commozione cerebrale
Povećan razmak između dva organa ili dijela tijela (hipertelorizam)	Increased distance between two organs or parts of the body (hypertelorism)	Élargissement de la distance des organes (hypertélorisme)	Aumento de la separación de los organos (hipertelorismo)	Aumento della distanza fra due parti del corpo (ipertelorismo)
Povećanje jetre (hepatomegalija)	Enlarged liver (hepatomegaly)	Augmentation du foie (hépatomégalie)	Aumento del tamaño del hígado (hepatomegalia)	Aumento di volume del fegato (epatomegalia)
Povećanje limfnih čvorova (limfadenopatija)	Enlarged lymph nodes (lymphadenopathy)	Augmentation d'un ganglion lymphatique (lymphadénopathie)	Aumento de volumen de los ganglios linfáticos (linfadenopatía)	Ingrossamento dei linfonodi (linfoadenopatia)
Povišen inzulin u krvi (hiperinzulinizam)	Hyperinsulinism	Hyperinsulinisme	Hiperinsulinismo	Iperinsulinismo
Povišena tjelesna temperatura	Elevated body temperature	Élévation de la température du corps	Aumento en la temperatura corporal	Temperatura corporea elevata
Povišeni kolesterol u krvi (hiper-kolesterolemija)	High blood cholesterol (hyper-cholesterolemia)	Cholésterol sanguin élevée (hyper-cholestérolémie)	Colesterol elevado de la sangre (hipercolesterolemia)	Eccesso di colesterolo nel sangue (ipercolesterolemia)
Povišeni šećer u krvi (hiperglikemija)	High blood sugar (hyperglicemia)	Taux de sucre dans le sang élevé (hyperglycémie)	Cantidad excesiva de glucosa en la sangre (hiperglucemia, hiperglicemia)	Eccesso di glucosio nel sangue (iperglicemia)
Povraćanje	Vomiting	Vomissement	Vómito (emesis)	Vomito (emetismo)
Povraćanje bez mučnine (povraćanje u luku, cerebralno povraćanje)	Vomiting without nausea (cerebral vomiting)	Vomissement en fusée sans effort	Vómito sin náusea (vómito cerebral)	Vomito senza nausea (vomito a getto, vomito cerebrale)
Povraćanje krvi (hematemeza)	Vomiting of blood (hematemesis)	Vomissement de sang (hématémèse)	Vómito de sangre (hematemesis)	Emesi emorragica (ematemesi)
Povratna groznica	Relapsing fever	Fièvre récurrente	Fiebre reincidente	Febbre ricorrente
Površinsko plitko disanje	Shallow breathing	Respiration superficielle	Respiración superficial	Respirazione superficiale
Požar	Fire (conflagration)	Incendie	Incendio (fuego)	Incendio (fuoco)
Pozitivan Rh faktor	Rh factor positive	Système Rhésus positif	Factor Rh positivo	Fattore Rh positivo
Pozitronska emisijska tomografija (PET)	Positron emission tomography	Tomographie par émission de positrons	Tomografía por emisión de positrones	Tomografia ad emissione di positroni
Poziv u pomoć	Call for help	Appel à l'aide	Llamada de socorro	Chiamata di aiuto
Prašak (puder)	Powder	Poudre	Polvo	Polverina (polvere)
Pražnjenje stolice (defekacija)	Defecation	Défécation	Defecación	Defecazione
Predmenstruacijski sindrom (PMS)	Premenstrual syndrome (PMS)	Syndrome prémenstruel (SPM)	Síndrome premenstrual	Sindrome premestruale
Predoziranje	Overdose	Surdose	Sobredosis	Sovradosaggio
Predoziranje drogom	Drug overdose	Surdose de drogue	Sobredosis por droga	Overdose di droga
Predoziranje lijekom	Medication overdose	Surdose du médicament	Sobredosis de medicamentos	Overdose di farmaci
Predsimptom bolesti prije nego se bolest razvije	Early symptom (prodrome)	Phase prodromique	Síndrome prodrómico	Sindrome prodromica

Hrvatski	Engleski	Francuski	Španjolski	Talijanski
Predvorje (vestibulum)	Vestibule	Vestibule	Vestíbulo	Vestibolo
Pregled dojke	Breast examination	Examen du sein	Exploración física de mama	Esame della mammella
Pregled kucanjem (perkusija)	Percussion	Percussion	Percusión	Percussione
Pregled likvora	Cerebrospinal fluid analysis	Analyse du liquide céphalo-rachidien	Análisis del líquido cefalorraquídeo	Analisi del liquido cerebro-spinale
Pregled očnog fundusa	Dilated fundus examination	Fond d'oeil	Exámen dilatado de fundus	Esame del fundus oculi
Pregled pipanjem (palpacija)	Palpation	Palpation	Palpación	Palpazione
Prehlada (hunjavica)	Common cold	Rhume	Resfriado común (resfrío)	Infreddatura (raffreddore)
Prekid trudnoće (abortus)	Abortion (pregnancy termination)	Avortement	Aborto inducido	Interruzione di gravidanza (aborto)
Prekomjerno jedenje (hiperfagija)	Abnormally large intake of food (hyperphagia)	Prise excessive d'aliments (hyperphagie)	Ingestas descontroladas de alimentos (hiperfagia)	Aumento incontrollato di assunzione di cibo (iperfagia)
Prekomjerno znojenje (hiperhidroza)	Excessive sweating (hyperhidrosis)	Sudation excessive (hyperhidrose)	Excesiva producción de sudor (hiperhidrosis)	Aumento della sudorazione (iperidrosi)
Premosnica	Bypass	Pontage	By-pass	Bypass
Prenatalna dijagnostika	Prenatal diagnosis	Diagnostic prénatal	Diagnóstico prenatal	Diagnostica prenatale
Preosjetljivost na podražaj (hiperestezija)	Increased sensitivity to stimuli of the senses (hyperesthesia)	Hypersensibilité aux stimuli extérieurs (hyperesthésie)	Sensación exagerada de los estímulos táctiles (hiperestesia)	Ippersensibilità ai normali stimoli esterni (iperestesia)
Prepona	Groin	Aine	Ingle	Inguine
Prepucij	Foreskin (prepuce)	Prépuce	Prepucio	Prepuzio
Prerano splono fizičko sazrijevanje istog spola	Premature sexual development of the same sex	Développement sexuel prématuré du même sexe	Desarrollo sexual prematuro del mismo sexo	Prematuro sviluppo sessuale dello stesso sesso
Prerano spolno fizičko sazrijevanje suprotnog spola	Premature sexual development of the opposite sex	Développement sexuel prématuré du sexe opposé	Desarrollo sexual prematuro del sexo opuesto	Prematuro sviluppo sessuale del sesso opposto
Presađivanje (transplantacija)	Transplantation	Greffe (transplantation)	Trasplante	Trapianto
Presjeći	Cut	Couper	Cortar	Tagliare (intersecare)
Prestanak lučenja urina	Nonpassage of urine	Arrêt de la sécrétion d'urine	Supresión de la secreción de orina	Soppressione della secrezione di urina
Presvući se	Get changed	Se changer	Cambiarse	Cambiarsi
Pretkutnjak (premolar)	Premolar	Prémolaire	Premolar	Premolare
Preuranjeni pubertet	Precocious puberty (premature puberty)	Puberté précoce	Pubertad precoz	Pubertà precoce (pubertà prematura)
Previjanje	Dressing	Pansement	Apósito	Fasciatura (bendaggio)
Prezervativ (kondom)	Condom	Préservatif	Preservativo (condón, profiláctico)	Preservativo (profilattico, condom)
Prijelom kosti (fraktura kosti)	Broken bone (bone fracture)	Fracture des os	Fractura de hueso	Frattura
Prijelom kosti s pomakom	Fracture with displacement	Fracture à déplacement	Fractura-dislocación	Frattura con dislocazione
Prijemni ured	Reception office	Réception	Mostrador de recepción	Accettazione
Prijevremena ejakulacija	Premature ejaculation	Éjaculation précoce	Eyaculación precoz	Eiaculazione precoce
Prijevremeni porod	Premature birth	Prématurité	Parto pretérmino	Parto pretermine
Prijevremeno prsnuće vodenjaka	Premature rupture of membranes	Rupture prématurée des membranes	Ruptura prematura de membrana	Rottura precoce delle membrane
Primarna zdravstvena zaštita	Primary health care	Soins de santé primaire	Atención primaria de salud	Assistenza sanitaria primaria
Primatelj organa	Recipient of an organ	Receveur de greffe	Receptor de un órgano	Ricevente di trapianto
Prirasla posteljica (placenta accreta)	Placenta accreta	Placenta accreta	Placenta accreta	Placenta accreta
Prirodna smrt	Natural death	Mort naturelle	Muerte natural	Morte naturale
Probadajuća bol	Twinging pain	Élancement	Dolor tipo punzada	Dolore pungente
Probava	Digestion	Digestion	Digestión	Digestione

Hrvatski	Engleski	Francuski	Španjolski	Talijanski
Probavne smetnje	Indigestion	Indigestion	Indigestión	Indigestione
Pročišćavanje	Cleansing	Purification	Purificación	Purificazione
Produktivni kašalj	Productive cough	Toux productive	Tos productiva	Tosse produttiva
Produljeni porod	Prolonged birth	Accouchement prolongé	Parto prolongado	Parto prolungato
Produžena moždina	Medulla oblongata	Moelle allongée (medulla oblongata, bulbe rachidien, myélencéphale)	Bulbo raquídeo (médula oblongada, miencéfalo)	Bulbo (midollo allungato, encefalo)
Profesionalno oboljenje	Occupational disease	Maladie professionnelle	Enfermedad profesional	Malattia professionale
Progesteron	Progesterone	Progestérone	Progesterona	Progesterone
Progesteron placente	Placental progesterone	Progestérone placentaire	Progesterona de placenta	Progesterone placentare
Proglašenje vremena smrti	Calling of the time of death	Détermination de l'heure de la mort	Determinación del tiempo de muerte	Proclamazione del tempo della morte
Prolaktin	Prolactin	Prolactine	Prolactina	Prolattina
Prolaps maternice (spuštena maternica)	Uterine prolapse (fallen womb)	Prolapsus de l'utérus	Prolapso del útero	Prolasso uterino
Proljev (dijarea)	Diarrhea	Diarrhée	Diarrea	Diarrea
Prometna nesreća	Traffic accident	Accident sur la voie publique	Accidente de tráfico	Incidente di traffico
Promjene apetita	Appetite changes	Changements d'appétit	Cambios en el apetito	Cambiamenti nell'appetito
Promjene boje kože	Skin color changes	Changements de couleur de la peau	Cambios en el color de la piel	Cambiamento di colore della pelle
Promjene glasa	Voice changes	Changements de voix	Cambios en la voz	Cambiamento di voce
Promjene na madežima	Changes in moles	Changements dans les grains de beauté	Cambios en los lunares	Cambiamenti di nevi
Promjene na sluznici	Changes in mucous membrane	Changement de la muqueuse	Cambios en la membrana mucosa	Cambiamenti della mucosa
Promjene oblika kosti	Changes in shape of bones	Changements dans la forme des os	Cambios en la forma de los huesos	Cambiamenti nella forma delle ossa
Promjene osjeta dodira	Changes in tactile sensation	Changements des sensations tactiles	Cambios en la sensibilidad táctil	Cambiamenti della sensazione tattile
Promjene osjeta mirisa	Changes in olfactory sensation	Changements des sensations olfactives	Cambios en la sensibilidad olfatoria	Cambiamenti delle sensazoni olfattive
Promjene osjeta okusa	Changes in taste sensation	Changements de sensation de goût	Cambios en la sensación de sabores	Cambiamenti nelle sensazioni del gusto
Promjene osobnosti	Personality changes	Changements de personnalité	Cambios de personalidad	Cambiamenti di personalità
Promjene raspoloženja	Mood swing	Saute d'humeur	Oscilaciones del humor	Cambiamento d'umore
Promjene stanja svijesti	Changes in consciousness	Changements de conscience	Cambios en la conciencia	Alterazione della conoscenza
Promuklost	Hoarseness	Enrouement	Ronquera	Raucedine
Proširene vene	Varicose veins	Varices	Varices	Varicosi (varici, malattia varicosa)
Proširene vene na nogama	Leg varicose veins	Varices des membres inférieurs	Venas varicosas de las piernas	Varici degli arti inferiori
Proširene zjenice	Enlarged pupils	Pupilles dilatées	Pupilas dilatadas	Pupille dilatate
Prostata	Prostate	Prostate	Próstata	Prostata
Prostatični specifični antigen (PSA)	Prostate specific antigen	Antigène prostatique spécifique	Antígeno prostático específico	Semenogelasi (antigene prostatico specifico)
Prostrijelna rana	Gunshot wound	Blessure par balle	Herida de bala	Ferita da arma da fuoco
Protrombinski indeks	Prothrombin time	Taux de prothrombine	Tiempo de protrombina	Tempo di protrombina
Protuotrov	Antitoxin	Antitoxine	Antitoxina	Antitossina
Protuupalno	Anti-inflammatory	Anti-inflammatoire	Antiinflamatorio (antiflogístico)	Antinfiammatorio
Prozor	Window	Fenêtre	Ventana	Finestra
Prsna kost (sternum)	Breastbone (sternum)	Sternum	Esternón	Sterno
Prsnuće (puknuće, razdor, ruptura)	Rupture	Rupture	Ruptura (rotura)	Rottura
Prsnuće aneurizme	Aneurysm rupture	Rupture d'anévrisme	Ruptura del aneurisma	Rottura di aneurisma

Hrvatski	Engleski	Francuski	Španjolski	Talijanski
Prsnuće vodenjaka	Rupture of membranes	Rupture des membranes	Ruptura de membrana	Rottura delle membrane
Prstenjak	Ring finger	Annulaire	Dedo anular	Anulare
Prva mjesečnica (menarha)	First menstrual cycle (menarche)	Première période de menstruations (ménarche)	Primera menstruación (menarquia)	Primo flusso mestruale (menarca)
Prva pomoć	First aid	Premiers secours	Primeros auxilios	Primo soccorso
Prvi	First	Premier	Primero	Primo
Prvi mjesec	First month	Premier mois	Primer mes	Primo mese
Prvi tjedan	First week	Première semaine	Primera semana	Prima settimana
Prvi trimestar	First trimester	Premier trimestre	Primer trimestre	Primo trimestre
Prvorotkinja	Primigravida	Primigeste	Primigesta	Primipara
Pseudoepieliematozna hiperplazija	Pseudoepitheliomatous hyperplasia	Hyperplasie pseudo-épithéliomateuse	Hiperplasia pseudo-epiteliomatosa	Iperplasia pseudo-epiteliomatosa
Psihičke promjene	Psychic changes	Changements psychiques	Cambios psíquicos	Alterazioni dello stato psishico
Psihijatrija	Psychiatry	Psychiatrie	Psiquiatría	Psichiatria
Psihofizička usporenost	Slow psychophysiological responses	Réponses psycho-physiologiques lentes	Respuestas psicofisiológicas lentas	Lentezza psicofisica
Psiholog	Psychologist	Psychologue	Psicólogo	Psicologo
Psihoneuroza	Psychoneurosis	Psychonévrose	Psiconeurosis	Psiconevrosi (nevrosi)
Psihopatija	Psychopathy	Psychopathie	Psicopatía	Psicopatia
Psihostimulans	Psychostimulant	Psychostimulant	Psicoestimulante	Psicostimulanti
Psihoza	Psychosis	Psychose	Psicosis	Psicosi
Puerperalna groznica (babinja groznica)	Puerperal fever	Fièvre puerpérale	Fiebre puerperal	Febbre puerperale
Puerperalna psihoza	Postpartum psychosis	Psychose puerpérale	Psicosis postparto	Psicosi post-partum
Puerperalna sepsa	Puerperal sepsis	Septicémie puerpérale	Sepsis puerperal	Sepsi puerperale
Puerperalni mastitis	Puerperal mastitis	Mammite puerpérale	Mastitis puerperal	Mastite puerperale
Pulmonalna angiografija	Pulmonary angiography	Angiographie pulmonaire	Angiografía pulmonar	Angiografia polmonare
Pulsirajuća bol	Pulsing pain	Douleur pulsatile	Dolor pulsante	Dolore pulsante
Pumpica za izdajanje	Breast pump	Tire-lait	Sacaleches	Pompa tiralatte
Punkcijsko-aspiracijska biopsija	Fine needle aspiration biopsy	Forage-biopsie	Punción aspiración con aguja fina	Agoaspirato (biopsia mediante ago sottile)
Pupak	Navel (belly button)	Ombilic (nombril)	Ombligo (pupo)	Ombelico
Pupčana kila (umbilikalna hernija)	Umbilical hernia	Hernie ombilicale	Hernia umbilical	Ernia ombelicale
Pupkovina (pupčana vrpca)	Umbilical cord	Cordon ombilical	Cordón umbilical	Funicolo ombelicale
Purgativ	Purgative	Purgatif	Purgante (purgativo)	Purgante (purga)
Purpura	Purpura	Purpura	Púrpura	Porpora
Puštanje vjetra (flatulencija, plinovi)	Passing gas (flatulence, farting)	Pet (flatulence, vesse)	Tener gases (flatulencia)	Miscela di gas (flatulenza)
Pužnica	Cochlea	Cochlée	Cóclea (caracol)	Coclea
Rađaona	Delivery room	Salle d'accouchement	Sala de partos	Sala parto
Radioizotopna dijagnostika	Radioisotope scanning (nuclear medicine)	Médicine nucléaire	Medicina nuclear	Medicina nucleare
Radiologija	Radiology	Radiographie	Radiología	Radiologia
Radioulnarna sinostoza	Radioulnar synostosis	Synostose radio-ulnaire	Sinostosis radiocubital	Sinostosi radio-ulnare
Radni terapeut	Occupational therapist	Ergothérapeute	Terapeuta ocupacional	Terapista occupazionale
Rame	Shoulder	Épaule	Hombro	Spalla
Rameni zglob	Shoulder joint	Complexe articulaire de l'épaule	Articulación del hombro	Articolazione della spalla
Rana	Wound (injury, lesion)	Plaie	Herida	Ferita
Raonik (vomer)	Vomer	Vomer	Vómer	Vomere
Rascjep usne i nepca	Cleft lip and palate	Fente labiale et fente palatine	Labio leporino (fisura labial)	Labbro leporino
Razderotina	Laceration (tear)	Lacération	Laceración	Lacerazione (strappo)
Razdražljivost	Exasperation	Exaspération (irritation)	Exasperación	Esasperazione (irritazione)
Razrokost (strabizam)	Strabismus	Strabisme	Estrabismo	Strabismo
Razvoj fetusa	Fetal development	Développement foetal	Desarrollo fetal	Crescita fetale
Razvojne anomalije	Development anomalies	Anomalies de développement	Anomalías del desarrollo	Anomalie di sviluppo

Hrvatski	Engleski	Francuski	Španjolski	Talijanski
Rebro	Rib	Côte	Costilla	Costola (costa)
Recept	Prescription	Ordonnance médicale	Receta	Prescrizione (rimedio prescritto)
Rehabilitacija	Rehabilitation (rehab)	Réhabilitation	Rehabilitación	Riabilitazione
Rektalni pregled	Rectal examination	Toucher rectal	Tacto rectal	Esplorazione rettale
Rektalno	Rectal	Rectal	Rectal	Rettale
Rektoskopija	Rectoscopy	Rectoscopie	Rectoscopia	Rettoscopia
Rendgen	X-ray (radiography)	Radiographie	Radiografía	Radiografia
Rendgensko snimanje debelog crijeva i rektuma s kontrastom barija	Barium enema	Lavement baryté	Enema de bario con doble contraste	Indagini radiologiche del colon con clisma opaco a doppio contrasto
Rendgensko snimanje kostiju	Bone X-ray (bone radiography)	Radiographie des os	Radiografía de hueso (radiografía ósea)	Radiografia ossea
Rendgensko snimanje kralježnice	Spine X-ray (spine radiography)	Radiographie de la colonne vertébrale	Radiografía de la columna vertebral (radiografía vertebral)	Radiografia della colonna vertebrale
Rendgensko snimanje lubanje	Skull X-ray (craniography)	Craniographie	Craneografía	Craniografia
Rendgensko snimanje maternice i jajovoda	Hysterosalpingography	Hystérosalpingographie	Histerosalpingografía	Isterosalpingografia
Rendgensko snimanje srca i pluća	Chest X-ray	Radiographie de thorax	Radiografía de tórax	Radiografia del torace
Rendgensko snimanje zdjelice i porođajnog kanala	Pelvigraphy	Pelvigraphie	Pelvigrafía	Pelvigrafia
Rendgensko snimanje želuca i dvanaesnika barijevom kašom	Barium meal (upper gastrointestinal series)	Radiographie de l'abdomen en bouillie de sulfate de baryum	Radiografía de esófago, estómago y duodeno tomada con comida baritada	Radiografia gastroduodenale con pasto baritato
Rendgensko snimanje zgloba	Joint X-ray (arthrography)	Arthrographie	Artrografía	Artrografia
Rendgensko snimanje zuba	Dental X-ray	Radiographie dentaire	Radiografía dental	Radiografia dentale
Rendgensko snimanje žučnog mjehura s kontrastom (peroralna kolecistografija)	Oral cholecystography	Cholécystographie orale	Colecistografía oral	Colecistografia orale
Respiratorna alkaloza	Respiratory alkalosis	Alcalose respiratoire	Alcalosis respiratoria	Alcalosi respiratoria
Retencija testisa (kriptorhizam)	Cryptorchidism	Cryptorchidie	Criptorquidismo	Criptorchidismo
Retrogradna pijelografija	Retrograde pyelography	Urétéro-pyélographie rétrograde	Pielografía retrógrada	Pielografia retrograda
Retrovertirani uterus	Retroverted uterus	Utérus rétroversé	Retroversión del útero	Retroflessione uterina
Rezna rana (posjekotina)	Cut wound	Plaie par objet tranchant	Herida por corte	Ferita da taglio
Rh-inkompatibilnost (hemolitička bolest novorođenčeta)	Rh incompatibility (hemolytic disease of the newborn)	Maladie hémolytique du nouveau-né	Enfermedad hemolítica del recién nacido (incompatibilidad Rh)	Eritroblastosi fetale (malattia emolitica del neonato)
Ribonukleinska kiselina	Ribonucleic acid	Acide ribonucléique (ARN)	Ácido ribonucleico (ARN)	Acido ribonucleico (ARN)
Ricinusovo ulje	Castor oil	Huile de ricin	Aceite de ricino	Olio di ricino
Ročni porod	Full term birth	Accouchement à terme	Parto a término	Parto a termine
Rodilište	Maternity hospital	Maternité	Hospital de maternidad	Clinica ostetrica
Roditelj	Parent	Géniteur	Padre (primario)	Genitore
Rodnica	Vagina	Vagin	Vagina	Vagina
Rose Waaler test	Rose Waaler test	Réaction de Waaler Rose	Test de Waaler-Rose	Rose Waaler test
Rozeola infantum (egzantema subitum, šesta bolest)	Exanthema subitum (roseola infantum, sixth disease)	Roséole (exanthème subit, sixième maladie)	Roséola (exantema súbito)	Sesta malattia (roseola infantum, esantema subitum)
Rožnica	Cornea	Cornée	Córnea	Cornea
Rubeola (crljenac)	German measles (rubella)	Rubéole	Rubéola	Rosolia
Ručak	Lunch	Déjeuner	Almuerzo	Pranzo
Ručni defibrilator	Manual de fibrillator	Défibrillateur manuel	Desfibrilador manual	Defibrillatore manuale
Ručni prst	Finger	Doigt	Dedo de la mano	Dito della mano

Hrvatski	Engleski	Francuski	Španjolski	Talijanski
Ručni zglob	Wrist	Poignet	Muñeca	Polso
Ruka	Arm	Bras	Brazo	Braccio
Salicilat	Salicylate	Salicylate	Salicilato	Salicilato
Samoozljeđivanje	Self-harm	Automutilation	Autolesión (automutilación)	Autolesionismo
Samoubojstvo	Suicide	Suicide	Suicidio	Suicidio
Sapun	Soap	Savon	Jabón	Sapone
Sat	Hour	Heure	Hora	Ora
Schlemmov kanal	Canal of Schlemm	Canal de Schlemm	Canal de Schlemm	Canale di Schlemm
Scintigrafija bubrega	Renal scintigraphy	Scintigraphie rénale	Gammagrafía renal	Scintigrafia renale
Scintigrafija jetre i žučnih vodova radioaktivnim izotopima	Hepatobiliary scintigraphy with technetium -99m	Scintigraphie hépato-biliaire au Technétium 99m	Gammagrafía hepatobiliar con tecnecio 99m	Scintigrafia epatobiliare con tecnezio -99m
Scintigrafija kostiju	Bone scintigraphy	Scintigraphie osseuse	Gammagrafía ósea	Scintigrafia ossea
Scintigrafija pluća	Lung scintigraphy	Scintigraphie pulmonaire	Gammagrafía pulmonar	Scintigrafia polmonare
Scintigrafija slezene radioaktivnim izotopima	Spleen scintigraphy with technetium -99m	Scintigraphie splénique au Technétium 99m	Gammagrafía de bazo con tecnecio 99m	Scintigrafia splenica con tecnezio -99m
Scintigrafija štitnjače	Thyroid scintigraphy	Scintigraphie thyroïdienne	Gammagrafía tiroidea	Scintigrafia tiroidea
Sedam	Seven	Sept	Siete	Sette
Sedamdeset	Seventy	Soixante-dix	Setenta	Settanta
Sedamnaest	Seventeen	Dix-sept	Diecisiete	Diciassette
Sedamnaesti	Seventeenth	Dix-septième	Decimoséptimo	Diciassettesimo
Sedamnaesti tjedan	Seventeenth week	Dix-septième semaine	Decimoseptima semana	Diciassettesima settimana
Sedamsto	Seven hundred	Sept cents	Setecientos	Settecento
Sedativ	Sedative	Sédatif	Sedativo	Sedativo (calmante)
Sedimentacija eritrocita	Erythrocyte sedimentation rate	Vitesse de sédimentation	Velocidad de sedimentación globular	Velocità di eritrosedimentazione
Sedmi	Seventh	Septième	Séptimo	Settimo
Sedmi mjesec	Seventh month	Septième mois	Séptimo mes	Settimo mese
Sedmi tjedan	Seventh week	Septième semaine	Séptima semana	Settima settimana
Sekrecija iz nosa	Nasal secretion (mucus)	Mucus nasal	Moco (mucus) nasal	Muco nasale
Sekunda	Second	Seconde	Segundo	Secondo
Sekundarna hipertenzija	Secondary hypertension (inessential hypertension)	Hypertension secondaire	Hipertensión secundaria	Ipertensione arteriosa secondaria
Semikoma	Semicoma	Semi-coma	Semicoma	Semi-coma
Sepsa	Sepsis	Sepsis	Sepsis	Sepsi
Septički šok	Septic shock	Choc septique	Choque séptico	Shock settico
Septikemija	Septicemia	Septicémie	Septicemia	Setticemia
Serklaž	Cerclage	Cerclage	Cerclaje	Cerchiaggio
Serološke pretrage na antitijela	Serology blood tests	Analyse sérologique	Pruebas de serología	Esami sierologici
Serum	Serum	Sérum	Suero	Siero
SIDA (sindrom stečene imunodeficijencije, AIDS)	AIDS (acquired immune deficiency syndrome)	SIDA (syndrome d'immunodéficience acquise)	SIDA (síndrome de inmunodeficiencia adquirida)	SIDA (sindrome da ImmunoDeficienza Acquisita, AIDS)
Sifilis (lues)	Syphilis	Syphilis (vérole)	Sífilis	Sifilide (lue)
Sigmoidni dio debelog crijeva	Sigmoid colon	Côlon sigmoïde	Colon sigmoide	Sigma (colon sigmoideo)
Sigmoidoskopija	Sigmoidoscopy	Sigmoïdoscopie	Sigmoidoscopia	Sigmoidoscopia
Sijalografija	Sialography	Sialographie	Sialografía	Sialografia (scialografia)
Silovanje	Rape (violation)	Viol	Violación	Violenza sessuale
Simpatikus	Sympathetic nervous system	Système nerveux orthosympathique (système nerveux sympathique)	Sistema nervioso simpático	Sistema nervoso simpatico
Simptom	Symptom	Symptôme	Síntoma	sintomo
Sinapsa	Synapse	Synapse	Sinapsis	Sinapsi (bottone sinaptico)

Hrvatski	Engleski	Francuski	Španjolski	Talijanski
Sindrom ekonomske klase	Traveller's thrombosis (economy class syndrome)	Thrombose du voyageur	Síndrome de la clase turista	Sindrome della classe economica
Sindrom iznenadne smrti dojenčeta	Sudden infant death syndrome (crib death, cot death)	Syndrome de mort subite du nourrisson	Síndrome de muerte súbita del lactante (muerte en cuna)	Sindrome della morte improvvisa del lattante
Sindrom mačjeg krika	Cat cry syndrome (5p minus syndrome, Lejeune's syndrome)	Maladie du cri du chat (syndrome de Lejeune)	Síndrome del maullido del gato (síndrome de Lejeune)	Sindrome del grido di gatto
Sindrom mlohavog djeteta	Floppy infant syndrome	Syndrome du bébé mou	Síndrome de bebé flácido	Sindrome del bambino flaccido
Sindrom Morquio (mukopolisaharidoza tip IV)	Morquio's syndrome (mucopolysaccharidosis IV)	Maladie de Morquio (mucopolysaccharidose type IV)	Enfermedad de Morquio (mucopolisacaridosis tipo IV)	Malattia di Morquio (mucopolisaccaridosi IV)
Sinkopa	Syncope	Syncope	Síncope	Sincope
Sinovijalna opna	Synovial membrane	Membrane synoviale	Membrana sinovial	Membrana sinoviale
Sinus	Sinus	Sinus	Seno	Seno
Sinusna glavobolja	Sinus headache	Douleur des sinus (sinusite)	Dolor de cabeza por sinusitis	Sinusite
Sirup	Syrup	Sirop	Jarabe	Sciroppo
Sisanje	Suckling	Succion	Succión	Suzione
Sjedalica za evakuaciju	Escape chair	Chaise d'évacuation	Silla de evacuación	Sedia portantina
Sjedna kost	Ischium	Ischium	Isquión	Ischio
Sjedni mišić	Gluteal muscle	Muscle glutéal	Músculo glúteo	Muscolo gluteo
Sjekutić (inciziv)	Incisor	Incisive	Incisivo	Incisivo
Sjemena tekućina (sperma)	Semen (sperm)	Sperme	Semen (esperma)	Seme (sperma)
Sjemena vrećica	Seminal vesicle	Vésicule séminale (glande vésiculeuse)	Vesícula seminal	Vescicola seminale
Sjemenovod	Ejaculatory duct	Canal éjaculateur	Conducto eyaculador	Dotto eiaculatore
Skalpel	Scalpel	Scalpel	Escalpelo	Scalpello
Skočni zglob (gležanj)	Ankle joint	Cheville (cou-de pied)	Tobillo	Caviglia
Skolioza	Scoliosis	Scoliose	Escoliosis	Scoliosi
Skorbut	Scurvy	Scorbut	Escorbuto	Scorbuto
Slabinski kralježak (lumbalni kralježak)	Lumbar vertebra	Vertèbre lombale	Vértebra lumbar	Vertebra lombare
Slabokrvnost (anemija)	Anemia	Anémie	Anemia	Anemia
Slabost	Weakness	Faiblesse	Debilidad	Debolezza
Slaboumnost	Imbecility	Imbécillité	Imbecilidad	Imbecillità
Slezena	Spleen	Rate	Bazo	Milza
Slijepo crijevo (crvuljak)	Vermiform appendix (cecal appaendix)	Appendice iléo-caecal (appendice, appendice vermiforme)	Apéndice vermiforme (apéndice cecal, apéndice)	Appendice vermiforme
Slina (pljuvačka)	Saliva (spit, slobber)	Salive	Saliva	Saliva
Slinjenje	Drooling (ptyalism, sialorrhea, slobbering)	Hypersialorrhée (ptyalisme)	Sialorrea (ptialismo)	Sbavando (ptialismo, scialorrea)
Sljepoća	Blindness	Cécité	Ceguera	Cecità
Sljepoočnica	Temple	Tempe	Sien	Tempia
Slušni aparat	Hearing assist device	Appareil acoustique	Audífono	Apparecchio acustico
Slušni kanal	Auditory canal (ear canal)	Conduit auditif externe (canal auriculaire)	Conducto auditivo externo	Meato acustico esterno
Sluz	Mucus	Mucus	Moco	Muco
Sluzava stolica	Mucus in stool	Mucus dans les selles	Moco en las heces	Muco nelle feci
Sluzna vreća (bursa)	Synovial bursa	Bourse séreuse	Bursa (bolsa sinovial)	Borsa sierosa
Sluznica	Mucous membrane	Muqueuse	Mucosa	Membrana mucosa
Sluznica maternice (endometrij)	Inner membrane of the uterus (endometrium)	Muqueuse utérine (endomètre)	Mucosa interior del útero (endometrio)	Mucosa interna dell'utero (endometrio)
Smanjeno izlučivanje urina (oligurija)	Decreased production of urine (oliguria)	Raréfaction du volume des urines (oligurie)	Disminución de producción de orina (oliguria)	Diminuita escrezione urinaria (oliguria)
Smeđi urin	Brown urine	Urine marron	Orina de color marrón	Urina marrone
Smetenost	Confusion	Confusion	Confusión	Confusione (disordine)
Smrt	Death	Mort	Muerte	Morte
Smrzotina	Chilblain (perniosis)	Engelure	Sabañón	Perniosi

Hrvatski	Engleski	Francuski	Španjolski	Talijanski
Snaga trudova	Intensity of contractions	Intensité des contractions utérines	Intensidad de contracciones uterinas	Intensità di contrazione
Snižena temperatura tijela (hipotermija)	Decreased body temperature (hypothermia)	Température corporelle basse (hypothermie)	Temperatura corporal baja (hipotermia)	Bassa temperatura corporea (ipotermia)
Sniženi imunitet	Immunodeficiency	Immunodéficience	Inmunodeficiencia	Immunodeficienza
Sok gušterače	Pancreatic juice	Suc pancréatique	Jugo pancreático	Succo pancreatico
Sonda	Sonde	Sonde	Sonda	Sonda
Sonda za hranjenje	Feeding tube	Sonde d'alimentation	Sonda de alimentación	Sonda gastrica per nutrizione
Sopor	Sopor	Sopor	Sopor	Stupor
Sor (oralna kandidijaza)	Thrush (oral candidiasis)	Candidose orale	Candidiasis oral (muguet oral)	Mughetto (moniliasi orale)
SOS poziv	SOS call	Appel SOS	Llamada de SOS	SOS richiesta
Spasilac	Rescuer	Sauveur	Salvador (rescatador)	Salvatore
Spavačica	Nightgown	Chemise de nuit	Camisón	Camicia da notte
Spazmolitik	Spasmolytic	Spasmolytique	Espasmolítico	Spasmolitico
Specifična težina urina	Urine specific gravity	Poids spécifique de l'urine	Gravedad específica de la orina	Esame delle urine peso specifico
Spermatokela (cista epididimisa	Spermatocele	Spermatocèle	Espermatocele	Spermatocele (cisti spermatica)
Spermicid	Spermicide	Spermicide	Espermicida	Spermicida
Spermij	Spermatozoon (sperm cell)	Spermatozoïde	Espermatozoide	Spermatozoo
Spermij	Sperm (spermatozoon)	Spermatozoïde	Espermatozoide	Spermatozoo
Spermogram	Semen analysis	Spermogramme	Espermiograma	Spermiogramma
Spina bifida	Spina bifida	Spina bifida	Espina bífida	Spina bifida
Spinalna angiografija	Spinal angiography	Angiographie spinale	Angiografía espinal	Angiografia spinale
Spinalni šok	Spinal shock	Choc spinal	Choque espinal	Shock spinale
Spinalni živac	Spinal nerve	Nerf spinal	Nervio espinal	Nervo spinale
Spirometrija (mjerenje vitalnog kapaciteta)	Spirometry (vital capacity test)	Spirométrie	Espirometría	Spirometria (pneumometria)
Spoj (skretnica)	Shunt	Pontage (shunt)	Shunt	Shunt
Spolna žlijezda	Sex gland (gonad)	Gonade	Gónada	Gonade
Spolno prenosiva bolest	Sexually transmitted disease	Maladie vénérienne	Enfermedad de transmisión sexual	Malattia sessualmente trasmissibile
Spontani pobačaj	Spontaneous abortion (miscarriage)	Fausse couche	Aborto espontáneo	Aborto spontaneo
Sposobnost kretanja	Movement ability	Capacité de mouvement	Capacidad de movimiento	Abilità di muoversi
Sprej	Spray	Spray	Rociada	Spruzzo (vaporizzato)
Spremište	Storage	Stockage	Almacenaje	Deposito (magazzino)
Spušteni kapak (blefaroptoza)	Drooping of the upper eyelid (blepharoptosis)	Abaissement de la paupière supérieure (blépharoptose)	Despredimiento del párpado superior (blefaroptosis)	Spostamento della palpebra (palpebra calante, blefaroptosi)
Spušteno stopalo (pes planus)	Flat foot (pes planus)	Pied plat (pes planus)	Pie plano (pes planus, arcos vencidos)	Piede piatto (pes planus)
Spužva	Sponge	Éponge	Esponja	Spugna
Srčana aritmija	Cardiac arrhythmia	Arythmie cardiaque	Arrítmia cardíaca	Aritmia cardiaca
Srčana bolest (kardiopatija)	Heart disease (cardiopathy)	Maladie cardiaque (cardiopathie)	Enfermedad del corazón (cardiopatía)	Malattia del cuore (cardiopatia)
Srčana dekompenzacija	Cardiac decompensation	Décompensation cardiaque	Descompensación cardíaca	Decompensazione cardiaca
Srčana klijetka	Cardiac ventricle	Ventricule cardiaque	Ventrículo cardíaco	Ventricolo cardiaco
Srčana pretklijetka (atrij)	Cardiac atrium	Oreillette	Aurícula cardíaca (atrio)	Atrio
Srčani mišić (miokard)	Cardiac muscle (myocardium)	Myocarde	Miocardio	Miocardio
Srčani zalistak	Heart valve (cardiac valve)	Valve cardiaque	Válvula cardíaca (válvula de corazón)	Valvola cardiaca
Srce	Heart	Coeur	Corazón	Cuore
Središte zuba (pulpa)	Dental pulp	Pulpe dentaire	Pulpa dentaria	Polpa dentaria
Srednje uho	Middle ear	Oreille moyenne	Oído medio	Orecchio medio
Srednji prst	Middle finger	Majeur	Dedo corazón	Dito medio
Sredstvo protiv insekata	Insect repellent	Répulsif d'insectes	Repelente de insectos	Insettifugo

Hrvatski	Engleski	Francuski	Španjolski	Talijanski
Sredstvo protiv komaraca	Mosquito repellent	Répulsif antimoustiques	Repelente de mosquitos	Repellente antizanzare
Sredstvo za iskašljavanje	Expectorant	Expectorant	Expectorante	Espettorante
Sredstvo za zaštitu od sunca	Sunscreen (sunblock)	Crème solaire	Protector solar	Filtro solare (crema solare ad alta protezione)
Stadij mirovanja bolesti (remisija)	Remission	Rémission	Fase de remisión	Remissione
Stalak za infuziju	Infusion stand	Pied à perfusion	Intravenoso poste	Piantana portaflebo
Stanica	Cell	Cellule	Célula	Cellula
Stav zatkom	Breech position	Présentation podalique (présentation du siège)	Posición de nalgas	Posizione podalica del feto
Stenoza aortnog ušća	Aortic valve stenosis	Sténose valvulaire aortique	Estenosis de la válvula aórtica	Stenosi aortica
Stenoza mitralnog ušća	Mitral stenosis	Sténose mitrale	Estenosis mitral	Stenosi mitralica
Stenoza plućnog ušća (pulmonalna stenoza)	Pulmonary valve stenosis	Sténose de la valve pulmonaire	Estenosis de la válvula pulmonar	Stenosi polmonare
Stereotaktična biopsija	Stereotactic biopsy	Biopsie stéréotaxique	Biopsia estereotáctica	Biopsia stereotassica
Sterilizacija	Sterilization	Stérilisation	Esterilización	Sterilizzazione
Sterilno	Sterile (aseptic)	Stérile	Estéril	Sterile
Stetoskop	Stethoscop	Stéthoscope	Estetoscopio	Stetofonendoscopio
Stidna kost	Pubis (pubic bone)	Os pubien	Pubis	Pube (osso pubico)
Stidnica	Vulva	Vulve	Vulva	Vulva
Sto	Hundred	Cent	Cien	Cento
Stol	Table (desk)	Table	Mesa (escritorio)	Tavolo (scrivania)
Stolić za serviranje hrane	Overbed table	Table de lit	Mesa para cama	Carrello servitore
Stolica (feces, izmet)	Stool (feces)	Fèces	Excrementos (heces)	Feci
Stomatolog (zubar)	Dentist	Dentiste	Dentista	Dentista
Stopalo	Foot	Pied	Pie	Piede
Stremen	Stirrup (stapes)	Étrier	Estribo	Staffa (columella)
Stres-inkontinencija urina	Stress urinary incontinence	Incontinence urinarie d'effort	Incontinencia urinaria por estrés	Incontinenza urinaria da sforzo
Strujni udar	Electric shock	Électrisation (électrocution)	Choque eléctrico	Folgorazione (elettrocuzione)
Stupor	Stupor	Stupeur	Estupor	Stupore
Subokcipitalna mijelografija	Suboccipital myelography	Myélographie sous-occipitale	Mielografía cervical suboccipital	Mielografia sotto-occipitale
Subokcipitalna punkcija	Suboccipital puncture	Ponction sous-occipitale	Punción suboccipital	Puntura suboccipitale
Sudar	Collision	Collision	Colisión	Collisione
Suha sluznica usta	Dry mouth (xerostomia)	Sècheresse de la bouche (xèrostomie)	Sequedad de la boca (xerostomía)	Scarsa secrezione salivare (xerostomia)
Suhe oči (kseroftalmija)	Dry eyes (keratoconjuctivitis sicca)	Oeil sec (kérato-conjonctivite sèche)	Sequedad de los ojos (xeroftalmia)	Occhi secchi (xeroftalmia)
Suhi kašalj	Dry cough	Toux sèche	Tos seca (tos perruna)	Tosse secca
Sulfonamid	Sulphonamide	Sulfamidé	Sulfonamida	Sulfamidici (sulfonamidici)
Sumpor	Sulphur	Soufre	Azufre	Zolfo
Sunčanica	Sunstroke (heat stroke)	Coup de soleil (insolation)	Insolación	Insolazione (colpo di sole)
Surogat majka (zamjenska majka)	Surrogate mother (womb mother)	Mère porteuse	Madre de alquiler	Surrogazione di maternità
Sustav međunarodnih mjernih jedinica	International System of Units	Système international d'unités	Sistema Internacional de Unidades	Sistema internazionale di unità di misura
Sutra	Tomorrow	Demain	Día de mañana	Domani
Suza	Tear	Larme	Lágrima	Lacrima
Sužena zdjelica	Contracted pelvis	Bassin contracté	Pelvis contraída	Pelvi ristretto
Sužene zjenice	Small pupils	Pupilles diminuées	Pupilas pequeñas	Pupille costrette
Suzenje očiju	Watery eyes	Yeux larmoyants	Ojos llorosos	Occhi lacrimosi
Suzna žlijezda	Lachrymal gland	Glande lacrymale	Glándula lagrimal	Ghiandola lacrimale
Suzno-nosni kanal	Nasolacrimal duct (tear duct)	Canal lacrymonasal (canal lacrimal, canal des larmes)	Conducto nasolagrimal	Canale naso-lacrimale

Hrvatski	Engleski	Francuski	Španjolski	Talijanski
Svjetlo	Light	Lumière	Luz	Luce
Svrab (skabijes)	Scabies (the itch)	Gale (mal de Sainte-Marie)	Arador de la sarna (escabiosis)	Scabbia (rogna)
Svrbež	Itching	Prurit	Prurito (picazón, comezón, rasquiña)	Prurito (pizzicore)
Šaka	Hand	Main	Mano	Mano
Šarenica	Iris	Iris	Iris	Iride
Šećer u krvi	Blood sugar concetration (glucose level)	Taux de la glycémie	Concentración de glucosa en sangre	Concentrazione del glucosio nel plasma
Šećer u urinu	Glucose urine test	Test du sucre dans les urines	Examen de glucosa en orina	Glucosio nelle urine
Šećer u urinu (glikozurija)	Glucose in urine (glycosuria)	Sucre dans les urines (glycosurie)	Azúcar en orina (glucosuria)	Glicosuria (mellituria)
Šepanje	Limping	Boitillement	Cojera	Zoppicamento
Šesnaest	Sixteen	Seize	Dieciséis	Sedici
Šesnaesti	Sixteenth	Seizième	Decimosexto	Sedicesimo
Šesnaesti tjedan	Sixteenth week	Seizième semaine	Decimosexta semana	Sedicesima settimana
Šest	Six	Six	Seis	Sei
Šesti	Sixth	Sixième	Sexto	Sesto
Šesti mjesec	Sixth month	Sixième mois	Sexto mes	Sesto mese
Šesti tjedan	Sixth week	Sixième semaine	Sexta semana	Sesta settimana
Šesto	Six hundred	Six cents	Seiscientos	Seicento
Šezdeset	Sixty	Soixante	Sesenta	Sessanta
Širenje zjenica potaknuto lijekovima	Drug induced pupillary dilatation	Dilatation des pupilles provoquée par les médicaments	Dilatación pupilar inducida por fármacos	Dilatazione delle pupille provocando con tropicamide
Široka plosnata tetiva (aponeuroza)	Aponeurosis	Aponévrose	Aponeurosis	Aponeurosi
Šivanje rane	Wound stitching	Suture de la plaie	Suturar la herida	Suturare la ferita
Šizofrenija	Schizophrenia	Schizophrénie	Esquizofrenia	Schizofrenia
Škare	Scissors	Ciseau	Tijeras	Forbici
Šlape	Slippers	Chausson	Pantuflas	Ciabatte
Šmrcanje	Sniffing (sniffle)	Renifler	Sorberse la nariz (moqueo)	Tirare su col naso
Šok	Shock	Choc	Choque (shock)	Collaso circolatorio (shock)
Šprica	Syringe	Seringue	Jeringa	Siringa per iniezioni
Štaka	Crutch	Béquille	Muleta	Gruccia (stampella)
Štitnjača	Thyroid	Thyroïde	Tiroides	Tiroide
Štucavica	Hiccup	Hoquet	Hipo	Singhiozzo
Šum na srcu	Heart murmur	Souffle cardiaque	Soplo del corazón	Soffio cardiaco
Šumeće tablete	Water-soluble tablets	Comprimé effervescent	Solubilizantes (comprimidos dispersables en agua)	Compresse solubili
Taban	Sole	Plante	Planta del pie	Pianta del piede
Tableta za sisanje (pastila)	Pastille (lozenge)	Pastille	Pastilla	Pasticca (pastiglia)
Tahikardija	Tachycardia	Tachycardie	Taquicardia	Tachicardia
Talamus	Thalamus	Thalamus	Tálamo	Talamo
Tampon	Tampon	Tampon hygiénique	Tampón	Tampone
Tanko crijevo	Small intestine	Intestin grêle	Intestino delgado	Intestino tenue (piccolo intestino)
Tekući puder	Liquid powder	Poudre fluide	Polvo liquido	Polvere liquido
Tekućina za čišćenje kontaktnih leća	Contact lenses cleaning solution	Solution nettoyante pour lentilles	Solución limpiadora de lentes de contacto	Soluzione per pulizia lenti a contatto
Tekućina za ispiranje usne šupljine	Mouthwash liquid	Eau dentifrice	Enjuague bucal (colutorio)	Collutorio
Tenzijska glavobolja	Tension headache	Céphalée de tension	Cefalea tensional	Cefalea di tipo tensivo
Teratogeni faktori rizika	Pregnancy risk factors	Facteurs de risque de la grossesse	Ágentes teratogénicos	Rischio teratogenico
Termička rana	Thermal wound	Blessure thermique	Herida térmica	Ferita termica
Termičke ozljede	Thermal injuries	Lésions thermiques	Lesiones térmicas	Lesioni termiche
Termofor	Hot water bottle	Bouillotte	Bolsa de agua caliente (guatero)	Bouillotte (bouilloire)
Test aglutinacije	Agglutination tests	Test d'agglutination	Análisis de aglutinación	Test di agglutinazione

Hrvatski	Engleski	Francuski	Španjolski	Talijanski
Test na hormone štitnjače u krvi	Thyroid blood tests	Taux d'hormones thyroïdiennes dans le sang	Concetración de hormonas tiroideas en sangre	Test di ormoni tiroidei nel sangue
Test na trudnoću	Pregnancy test	Test de grossesse	Pruebas de embarazo	Test di gravidanza
Test opterećenja (ergometrija)	Ergometry test	Ergométrie	Ergometría	Ergometria (ECG sotto sforzo)
Test štitnjače na provodljivost radioaktivnog joda 131	Iodine -131 thyroid test	Fixation thyroïdienne de l'iode 131	Captación tiroidea de 131yodo	Test di captazione tiroidea dello iodio 131
Testikularna disgeneza	Testicular dysgenesis	Dysgénésie testiculaire	Disgénesis testicular	Disgenesia gonadica
Testosteron	Testosterone	Testostérone	Testosterona	Testosterone
Tetanus (zli grč)	Tetanus	Tétanos	Tétanos (tétano)	Tetano
Tetiva	Tendon (sinew)	Tendon	Tendón	Tendine
Tetraciklin	Tetracycline	Tétracycline	Tetraciclina	Tetraciclina
Teturav nesiguran hod	Shuffling gait	Démarche traînante	Marcha arrastrando los pies	Barcollamento
Težina ploda (porođajna težina)	Fetal weight (birth mass)	Poids de naissance	Peso al nacer	Peso di neonato
Tijelo	Body	Corps	Cuerpo	Corpo
Tik	Tic	Tic	Tic	Tic
Timpanocenteza	Tympanocentesis	Tympanocentese	Tímpanocentesis	Timpanocentesi
Timpanometrija	Tympanometry	Tympanométrie	Timpanometría	Timpanometria
Tinktura	Tincture	Teinture	Tintura	Tintura
Tireotoksikoza (tireotoksična oluja)	Thyrotoxicosis	Thyréotoxicose	Tirotoxicosis	Tireotossicosi
Tireotropin (TSH)	Thyroid-stimulating hormone (TSH, thyrotropin)	Thyréostimuline (thyréotropine)	Tirotropina (TSH, hormona estimulante de la tiroides)	Tirotropina (ormone tireostimolante)
Tiroksin	Thyroxine	Thyroxine	Tiroxina (tetrayodotironina, T4)	Tiroxina
Tiskati	Push	Pousser	Empujar	Spingere
Tisuća	Thousand	Mille	Mil	Mille
Tjedan	Week	Semaine	Semana	Settimana
Tjelesna tekućina	Body fluid	Fluide corporel	Fluido corporal	Fluido corporale
Tjelesni napad	Physical assault	Attaque physique	Asalto físico	Attacco fisico
Tjeme	Vertex (crown of head)	Vertex	Vértice craneal	Vertice della testa
Tjemena kost	Parietal bone	Os pariétal	Hueso parietal	Osso parietale
Tjemenica (dojenačka seboreja)	Cradle cap (infantile seborrhoeic dermatitis)	Dermite séborrhéique infantile	Dermatitis seborreica infantil	Dermatite seborroica infantile
Tkivo	Tissue	Tissu	Tejido	Tessuto
Tlakomjer	Blood pressure meter (sphygmomanome-ter)	Tensiomètre (sphy-gmomanomètre)	Tensiómetro (esfigmomanómetro)	Misuratore di pressione (sfigmomanometro)
Toksoplazmoza	Toxoplasmosis	Toxoplasmose	Toxoplasmosis	Toxoplasmosi
Tomografija	Tomography	Tomographie	Tomografía	Tomografia
Toničko-klonički napadaj	Tonic-clonic seizure	Crise tonico-clonique	Crisis tónico-clónica	Crisi tonico-clonica
Tonik	Tonic	Tonique	Tónico	Tonico (ricostituente)
Tonometrija oka	Tonometry	Tonométrie oculaire	Tonometría	Tonometria
Topli i vlažni dlanovi	Warm sweaty palms	Paumes des mains chaudes et humides	Palmas de las manos calientes y mojadas	Palmi delle mani caldi e sudati
Toplomjer	Thermometer	Thermomètre	Termómetro	Termometro
Toplotni udar	Heat stroke	Coup de chaleur	Golpe de calor	Colpo di calore
Torakalna aorta	Thoracic aorta	Aorte thoracique	Aorta torácica	Aorta toracica
Torakoskopija	Thoracoscopy	Thoracoscopie	Toracoscopia	Toracoscopia
TORCH infekcije	TORCH infections	Infections TORCH	Infecciones TORCH	Complesso TORCH
Torzija testisa	Testicular torsion	Torsion testiculaire	Torsión testicular	Torsione del testicolo
Trajanje truda	Duration of contraction	Durée de la contraction utérine	Duración de las contracciones uterinas	Durata di contrazioni
Trajanje trudnoće	Duration of pregnancy	Durée de la grossesse	Duración del embarazo	Durata della gravidanza
Trakcija	Traction	Traction	Tracción	Trazione
Tramal	Tramadol	Tramadol	Tramadol	Tramadolo

Hrvatski	Engleski	Francuski	Španjolski	Talijanski
Transaminaze u serumu	Aspartate transaminase (SGOT)	Aspartate transaminase (SGOT)	Aspartato aminotransferasa (AST, transaminasa glutámico-oxalacética GOT)	Aspartato transaminasi (SGOT)
Transfuzija	Transfusion	Transfusion	Transfusión	Trasfusione
Transplantacija bubrega	Kidney transplatation	Transplantation rénale	Transplante de riñón	Trapianto renale
Transuretralna resekcija prostate	Transurethral resection of the prostate	Résection transurétrale de la prostate	Resección transuretral de la próstata	Resezione transuretrale della prostata
Trauma	Trauma	Trauma	Trauma	Trauma
Traumatski šok	Traumatic shock	Choc traumatique	Choque traumático	Shock traumatico
Trbuh (abdomen)	Belly (abdomen)	Abdomen	Abdomen (panza)	Addome (ventre, pancia)
Trbušna kolika (abdominalna kolika)	Abdominal colic	Colique abdominale	Cólico abdominal	Colica addominale
Trbušna stijenka	Abdominal wall	Face de la cavité abdominale	Pared abdominal	Parete addominale
Treći	Third	Troisième	Tercero	Terzo
Treći mjesec	Third month	Troisième mois	Tercer mes	Terzo mese
Treći tjedan	Third week	Troisième semaine	Tercera semana	Terza settimana
Treći trimestar	Third trimester	Troisième trimestre	Tercer trimestre	Terzo trimestre
Trendelenburgov položaj	Trendelenburg position	Position de Trendelenburg	Posición de Trendelenburg	Posizione di Trendelenburg
Trening ravnoteže	Balance training	Entraînement de l'equilibre	Entrenamiento del equilibrio	Esercizi di equilibrio
Trepavica	Eyelash	Cil	Pestaña	Ciglia
Trgovina ljudima	Human trafficking	Trafic d'êtres humains	Trata de personas	Traffico di esseri umani
Tri	Three	Trois	Tres	Tre
Trideset	Thirty	Trente	Treinta	Trenta
Trideset četvrti	Thirty-fourth	Trente-quatrième	Trigésimo cuarto	Trentaquattresimo
Trideset četvrti tjedan	Thirty-fourth week	Trente-quatrième semaine	Trigésimo cuarta semana	Trentaquattresima settimana
Trideset deveti	Thirty-ninth	Trente-neuvième	Trigésimo noveno	Trentanovesimo
Trideset deveti tjedan	Thirty-ninth week	Trente-neuvième semaine	Trigésimo novena semana	Trentanovesima settimana
Trideset drugi	Thirty-second	Trente-deuxième	Trigésimo segundo	Trentaduesimo
Trideset drugi tjedan	Thirty-second week	Trente-deuxième semaine	Trigésimo segunda semana	Trentaduesima settimana
Trideset osmi	Thirty-eighth	Trente-huitième	Trigésimo octavo	Trentottesimo
Trideset osmi tjedan	Thirty-eighth week	Trente-huitième semaine	Trigésimo octava semana	Trentottesima settimana
Trideset peti	Thirty-fifth	Trente-cinquième	Trigésimo quinto	Trentacinquesimo
Trideset peti tjedan	Thirty-fifth week	Trente-cinquième semaine	Trigésimo quinta semana	Trentacinquesima settimana
Trideset prvi	Thirty-first	Trente-et-unième	Trigésimo primero	Trentunesimo
Trideset prvi tjedan	Thirty-first week	Trente-et-unième semaine	Trigésimo primera semana	Trentunesima settimana
Trideset sedmi	Thirty-seventh	Trente-septième	Trigésimo séptimo	Trentasettesimo
Trideset sedmi tjedan	Thirty-seventh week	Trente-septième semaine	Trigésimo séptima semana	Trentasettesima settimana
Trideset šesti	Thirty-sixth	Trente-sixième	Trigésimo sexto	Trentaseiesimo
Trideset šesti tjedan	Thirty-sixth week	Trente-sixième semaine	Trigésimo sexta semana	Trentaseiesima settimana
Trideset treći	Thirty-third	Trente-troisième	Trigésimo tercero	Trentatreesimo
Trideset treći tjedan	Thirty-third week	Trente-troisième semaine	Trigésimo tercera semana	Trentatreesima settimana
Trideseti	Thirtieth	Trentième	Trigésimo	Trentesimo
Trideseti tjedan	Thirtieth week	Trentième semaine	Trigésima semana	Trentesima settimana
Trifascikularni blok	Trifascicular block	Bloc trifasciculaire	Bloqueo trifascicular	Blocco trifascicolare
Triglicerid	Triglyceride	Triglycéride	Triglicérido	Trigliceride
Trihomonazni vaginitis	Trichomonas vaginalis	Trichomonas vaginalis	Trichomonas vaginalis	Trichomonas vaginalis
Trijodtironin	Triiodothyronine	Triiodothyronine	Triiodotironina	Triiodotironina
Trimestar	Trimester	Trimestre	Trimestre	Trimestre
Trinaest	Thirteen	Treize	Trece	Tredici
Trinaesti	Thirteenth	Treizième	Decimotercero	Tredicesimo

Hrvatski	Engleski	Francuski	Španjolski	Talijanski
Trinaesti tjedan	Thirteenth week	Treizième semaine	Decimotercera semana	Tredicesima settimana
Trisomija	Trisomy	Trisomie	Trisomía	Trisomía
Trisomija 13D (Patauov sindrom)	Patau syndrome (trisomy 13)	Syndrome de Patau (trisomie 13)	Síndrome de Patau (trisomía en el par 13)	Sindrome di Patau (trisomía 13)
Trisomija 18D (Edwardsov sindrom)	Edwards syndrome (trisomy 18)	Syndrome d'Edwards (trisomie 18)	Síndrome de Edwards (trisomía del 18)	Sindrome di Edwards (trisomía 18)
Trisomija 18D (Edwardsov sindrom)	Edwards syndrome (trisomy 18)	Syndrome d'Edwards (trisomie 18)	Síndrome de Edwards (trisomía del 18)	Sindrome di Edwards
Tristo	Three hundred	Trois cents	Trescientos	Trecento
Trnjenje	Tingling	Fourmillement	Hormigueo	Intormentire
Trolisni zalistak	Tricuspid valve	Valve tricuspide	Válvula tricúspide	Valvola tricuspide
Trombocit	Thrombocyte	Thrombocyte	Plaqueta (trombocito)	Trombocita (piastrina)
Tromboembolija	Thromboembolism	Accident thromboembolique	Tromboembolismo	Tromboembolia
Tromboflebitis	Thrombophlebitis	Thrombophlébite	Tromboflebitis	Tromboflebite
Tromboza	Thrombosis	Thrombose	Trombosis	Trombosi
Trovanje	Poisoning (toxication)	Empoisonnement (toxicité)	Envenenamiento (intoxicación)	Avvelenamento (intossicazione)
Trovanje alkoholom	Alcohol poisoning	Empoisonnement par l'alcool	Intoxicación por alcohol	Avvelenamento da alcool
Trovanje hranom	Food poisoning	Empoisonnement alimentaires	Intoxicación alimentaria	Avvelenamento da cibo
Trtica	Tailbone (coccyx)	Coccyx	Cóccix (coxis)	Coccige
Trtični kralježak	Coccygeal vertebra	Vertèbre coccygienne	Vértebra coccígea	Vertebra coccigea
Trudnička hiperemeza	Hyperemesis gravidarum	Hyperemesis gravidarum	Hiperémesis gravídica	Iperemesi gravidica
Trudnoća	Pregnancy	Grossesse	Embarazo	Gravidanza (gestazione)
Trudovi	Labor contractions	Contractions utérines du travail	Contracciones del trabajo de parto (contracciones uterinas)	Contrazioni del travaglio
Trup (torzo)	Trunk (torso)	Tronc	Tronco	Tronco
Trzanje mišića	Muscle twitch (fasciculation)	Fasciculation musculaire	Crispar del músculo (fasciculación)	Scossa muscolare (fasciciolazione)
Tuberkulinski kožni test	Mantoux test (PPD test)	Test Mantoux (test PPD)	Test de Mantoux (PPD)	Mantoux test
Tučnjava	Fight	Combat	Pelea	Combattimento
Tumor	Tumor (tumour)	Tumeur	Tumor	Tumore
Tumor žumanjčane vreće (endodermalni sinus tumor)	Yolk sac tumor (endodermal sinus tumor)	Tumeur du sac vitellin	Tumor de saco vitelino	Tumore del sacco vitellino
Tumorski marker	Tumor marker	Marqueur tumoral	Marcador tumoral	Marker tumorale
Tupa bol	Dull pain	Douleur sourde	Dolor sordo	Dolore ottuso
Tupost u udovima	Dullness in limbs	Membres sourds	Torpeza en las extremidades	Ottusità alle estremità
Tvrda moždana ovojnica	Dura mater	Dure-mère	Duramadre	Dura madre (pachimeninge)
Tvrdo nepce	Hard palate	Palais osseux	Paladar óseo	Palato duro (volta palatina)
U jutro	In the morning	Le matin	Por la mañana	Di mattina
U podne	At noon	À midi	A mediodía	A mezzogiorno
Ubrzan bazalni metabolizam	Accelerated basal metabolism	Metabolisme de base accéléré	Metabolismo basal acelerado	Metabolismo basale accelerato
Ubrzani puls	Accelerated pulse rate	Fréquence du pouls accélérée	Pulso acelerado	Polso accelerato
Ubrzano disanje (tahipnea)	Rapid breathing (tachypnea)	Respiration accélérée (tachypnée)	Respiración rápida (taquipnea)	Aumento del ritmo respiratorio (tachipnea)
Učestalo mokrenje	Frequent urination	Miction fréquente	Micción frecuente	Urinazione frequente (pollachiuria)
Učestalo mokrenje velikih količina mokraće (poliurija)	Passage of large volumes of urine (polyuria)	Sécrétion d'urine en quantité abondante (polyurie)	Gasto urinario excesivo (poliuria)	Aumentata emissione di urina (poliuria)
Udarac	Stroke (hit, blow)	Coup	Golpe	Colpo (botta)
Udaranje, ritanje	Kicking	Coups de pied	Patear	Calciare
Udlaga za pozicioniranje	Body positioner	Coussin de positionnement	Almohada de posicionamiento	Posizionatore

Hrvatski	Engleski	Francuski	Španjolski	Talijanski
Udubljena prsa (ljevkasta prsa)	Pectus excavatum	Thorax en entonnoir (pectus excavatum)	Pecho hundido (pectus excavatum)	Torace a imbuto (petto escavato)
Uganuće skočnog zgloba	Ankle distortion	Distorsion de la cheville	Distorsión del tobillo	Distorsione alla caviglia
Ugljikohidrat	Carbohydrate	Hidrate de carbone (glucide)	Carbohidrato	Carboidrato (glucide)
Ugriz	Bite	Morsure	Mordedura	Morsicatura
Ugriz bijesne životinje	Bite by rabies infected animal	Morsure d'un animal infecté par le virus de la rage	Mordedura de un animal enfermo de rabia	Morsicatura di animale rabbioso
Ugriz zaraženog komarca	Infected mosquito bite	Piqûre de moustique infecté	Picadura de mosquito infectado	Puntura di zanzara infetta
Ugriz zaraženog krpelja	Infected tick bite	Piqûre de tique infectée	Picadura de garrapata infectada	Morsicatura di zecca infetta
Ugrizna rana	Bite wound	Blessure par morsure	Herida por mordedura	Ferita da morso
Uho	Ear	Oreille	Óido	Orecchio
Ukočenost	Stiffness	Raideur	Agarrotamiento	Rigidità
Ultrazvuk	Ultrasound (medical ultrasonography)	Échographie	Ultrasonografía (ecografía)	Ecografia
Ultrazvuk abdomena	Abdominal ultrasound	Échographie abdominale	Ecografía abdominal (ultrasonido abdominal)	Ecografia addominale
Ultrazvuk bubrega	Renal ultrasound	Échographie rénale	Ecografía renal (ultrasonido renal)	Ecografia renale
Ultrazvuk dojke	Breast ultrasound	Échographie mammaire	Ecografía de mama (ultrasonido de mama)	Ecografia mammaria
Ultrazvuk gušterače	Pancreas ultrasound	Échographie du pancréas	Ecografía de páncreas (ultrasonido de páncreas)	Ecografia pancreatica
Ultrazvuk jetre	Liver ultrasound	Échographie du foie (échographie hépatique)	Ecografía hepática (ultrasonido hepático)	Ecografia epatica
Ultrazvuk srca (ehokardiografija)	Cardiac ultrasound (echocardiography)	Échocardiographie	Ecocardiografía	Ecocardiografia
Ultrazvuk srca s dopplerom	Doppler echocardiography	Échocardiographie-doppler	Ecocardiografía doppler	Ecocardiografia doppler
Ultrazvuk štitnjače	Thyroid ultrasound	Échographie thyroïdienne	Ecografía de la tiroides (ultrasonido de la tiroides)	Ecografia della tiroide
Ultrazvuk žuči i žučnih vodova	Ultrasound of the gallbladder and bile ducts	Échographie la vésicule biliaire et les voies biliaires	Ecografía de vesícula y vías biliares	Ecografia colecisti e vie biliari
Umetak za dojku	Breast implant	Implant mammaire	Implante de mama	Protese mammaria
Umjetna oplodnja	Artificial insemination	Insémination artificielle	Inseminación artificial	Fecondazione assistita (fecondazione artificiale)
Umjetno disanje	Artificial respiration	Ventilation artificielle	Respiración artificial	Respirazione artificiale
Umjetno sladilo	Sugar substitute	Édulcorant	Edulcorante artificial	Dolcificante artificiale
Umrijeti	Die	Mourir	Morir	Morire
Unutarnje krvarenje	Internal bleeding	Saignement interne (hémorragie interne)	Sangrado interno (hemorragia interna)	Emorragia interna
Unutra	Inside	Dedans	Dentro	Dentro
Upala	Inflammation	Inflammation	Inflamación	Infiammazione (flogosi)
Upala dojke (mastitis)	Inflammation of the breast (mastitis)	Inflammation de la mamelle (mastite)	Inflamación del seno (mastitis)	Infiammazione della mammella (mastite)
Upala endometrija maternice (endometritis)	Inflammation of the endometrium (endometritis)	Inflammation de l'endomètre (endométrite)	Inflamación del endometrio (endometritis)	Infiammazione dell'endometrio (endometrite)
Upala grla (grlobolja, faringitis)	Sore throat (inflammation of the throat, pharyngitis)	Mal à la gorge (inflammattion du pharinx, pharingite)	Mal de garganta (inflamación de la faringe, faringitis)	Mal di gola (infiammazione della faringe, faringite)
Upala mokraćnog mjehura (cistitis)	Inflammation of the urinary bladder (cystitis)	Inflammation de la vessie (cystite)	Inflamación de la vejiga urinaria (cistitis)	Infiammazione della vescica urinaria (cistite)
Upala pasjemenika (epididimitis)	Inflammation of the epididymis (epididymitis)	Inflammation de l'épididyme (épididymite)	Inflamación del epidídimo (epididimitis)	Infiammazione dell'epididimo (epididimite)

Hrvatski	Engleski	Francuski	Španjolski	Talijanski
Upala plodovih ovoja (korioamnionitis)	Inflammation of the fetal membranes (chorioamnionitis)	Chorioamnionite	Infección de las membranas placentarias (corioamnionitis)	Infiammazione del sacco amniotico (corioamniosite)
Upala potrbušnice (peritonitis)	Inflammation of the peritoneum (peritonitis)	Inflammation du péritoine (péritonite)	Inflamación del peritoneo (peritonitis)	Infiammazione dela sierosa peritoneale (peritonite)
Upala prostate (prostatitis)	Inflammation of the prostate gland (prostatitis)	Inflammation de la prostate (prostatite)	Inflamación de la próstata (prostatitis)	Infiammazione della ghiandola prostatica (prostatite)
Upala rodnice (vaginitis)	Inflammation of the vagina (vaginitis)	Inflammation du vagin (vaginite)	Inflamación de la vagina (vaginitis)	Infiammazione della vagina (vaginite)
Upala slijepog crijeva (apendicitis)	Inflammation of the appendix (appendicitis)	Inflammation de l'appendice iléo-caecal (appendicite)	Inflamación del apéndice (apendicitis)	Infiammazione dell'appendice vermiforme (appendicite)
Upala stidnice (vulvitis)	Inflammation of the vulva (vulvitis)	Inflammation de la vulve (vulvite)	Inflamación de la vulva (vulvitis)	Infiammazione della vulva (vulvite)
Upala testisa (orhitis)	Inflammation of the testes (orchitis)	Inflammation des testicules (orchite)	Inflamación del testículo (orquitis)	Infiammazione dei testicoli (orchite)
Upala vena (flebitis)	Inflammation of the vein (phlebitis)	Inflammation des veines (phlébite)	Inflamación de las venas (flebitis)	Infiammazione delle vene (flebite)
Upalna bolest zdjelice	Pelvic inflammatory disease	Maladie pelvienne inflammatoire	Enfermedad pélvica inflamatoria	Malattia infiammatoria pelvica
Uragan	Hurricane	Ouragan	Huracán	Uragano
Urasli nokat (ungvis inkarnatus)	Ingrown nail (onychocryptosis, unguis incarnatus)	Ongle incarné (onychocryptose)	Uña encarnada (onicocriptosis)	Unghia incarnita (onicocriptosi)
Urea izdisajni test	Urea breath test	Test respiratoire à l'urée	Prueba del aliento con urea	Test del respiro (urea breath test)
Urea klirens	Urea clearance test	Épruve d'élimination de l'urée sanguine	Prueba de aclaramiento de urea sanguínea	Urea clearance (clearance dell'urea)
Uremija (autointoksikacija radi nelučenja urina)	Uremia (autointoxication due to kidney failure)	Urémie (le taux de l'urée dans le sang)	Uremia (acumulación en la sangre de los productos tóxicos por un fallo renal)	Uremia (accumulo nel sangue di sostanze azotate a causa dell'insufficienza renale)
Ureteralni kamenac (ureterolitijaza)	Ureteral stone (ureterolithiasis)	Calcul dans l'uretère	Cálculo en el uréter (ureterolitiasis)	Calcolo ureterale
Ureteroskopija	Ureteroscopy	Urétéroscopie	Ureteroscopía	Ureteroscopia
Uretrografija	Urethrography	Urétrographie	Uretrografía	Uretrografia
Urinarna inkotinencija	Urinary incontinence	Incontinence urinaire	Incontinencia urinaria	Incontinenza urinaria
Urinarni kateter	Urological catheter	Cathéter urologique	Catéter urinario	Catetere vescicale
Uroantiseptik	Urinary antiseptic	Antiseptique urinaire	Antiséptico de las vías urinarias	Antisettico urinario
Urobilinogen u urinu	Urobilinogen in urine	Urobilinogène dans les urines	Urobilinógeno en orina	Urobilinogeno nelle urine
Urođena aneurizma arterija baze mozga	Congenital aneurysm of arteries at the base of the brain	Anévrisme congénital de l'artère à la base du cerveau	Aneurisma congénito arterial de la base del cerebro	Aneurisma arteriosa congenita alla base dell'encefalo
Urođena srčana bolest (kongenitalna kardiopatija)	Congenital heart disease (congenital cardiopathy)	Cardiopathie congénitale	Cardiopatía congénita	Cardiopatia congenita
Urođena srčana greška	Congenital heart defect	Malformation congénitale du coeur	Malformación cardiaca congénita	Difetto cardiaco congenito
Urođena stenoza pilorusa	Congenital pyloric stenosis	Sténose congénitale du pylore	Estenosis congénita del píloro	Stenosi pilorica congenita
Urođeno iščašenje kuka (kongenitalna displazija kuka)	Congenital dysplasia of the hip (congenital hip dislocation)	Luxation congénitale de la hanche	Displasia congénita de la cadera (luxación congénita de cadera)	Lussazione congenita dell'anca (displasia dell'anca)
Usisni kateter	Suction catheter	Cathéter à succion	Catéter de succión	Tubo d'aspirazione
Usna	Lip	Lèvre	Labio	Labbro
Ušna mast (ušna smola, cerumen)	Earwax (cerumen)	Cire de l'oreille (cérumen)	Cerumen (cerilla)	Cerume
Ušna školjka	Pinna (auricle)	Pavillon auriculaire	Pabellón auricular (aurícula)	Padiglione auricolare

Hrvatski	Engleski	Francuski	Španjolski	Talijanski
Usna šupljina	Mouth cavity (oral cavity)	Cavité buccale	Cavidad bucal (cavidad oral)	Cavità orale
Usporen bazalni metabolizam	Slow basal metabolism	Métabolisme basal diminué	Metabolismo basal lento	Basso metabolismo basale
Usporen puls (bradikardija)	Slow pulse rate (bradycardia)	Rythme cardiaque bas (bradycardie)	Descenso de la frecuencia cardiaca (bradicardia)	Riduzione della frequenza cardiaca (bradicardia)
Usporeno disanje (bradipneja)	Slow breathing rate (bradypnea)	Respiration ralentie (bradypnée)	Descenso de la frecuencia respiratoria (bradipnea)	Riduzione della frequenza respiratoria (bradipnea)
Usta	Mouth	Bouche	Boca	Bocca
Utapanje	Drowning	Noyade	Ahogamiento	Annegamento
Utrnulost udova	Numbness in limbs	Engourdissements dans les membres (paresthésie)	Adormecimiento de las extremidades	Parestesie delle estremità
Uvećani jezik (makroglosija)	Enlarged tongue (macroglossia)	Augmentation de la langue (macroglossie)	Lengua más grande de lo normal (macroglosia)	Eccessiva crescita della lingua (macroglossia)
Uvućena bradavica	Inverted nipple	Téton ombiliqué	Pezón invertido	Capezzolo invertito
Uzbuna	Alarm	Alarme	Alarma	Allarme
Uzorak korionskih resica	Chorionic villus sampling	Choriocentèse	Muestra de vellosidades coriónicas	Villocentesi
Uzrok smrti	Cause of death	Cause de la mort	Causa de muerte	Causa di morte
Vađenje zuba	Dental extraction	Extraction dentaire	Exodoncia dental	Estrazione del dente
Vaga	Scales	Balance	Balanza	Bilancia
Vaginaleta	Vaginal suppository	Ovule (suppositoire vaginal)	Supositorio vaginal	Candelette
Vaginalni iscjedak	Vaginal discharge	Pertes vaginales	Flujo vaginal	Fuoriuscita vaginale
Vakumirani madrac	Vacuum mattress	Matelas immobilisateur à dépression	Colchón al vácio	Materassino a depressione
Vakuumski ekstraktor	Vacuum extractor (ventouse)	Vacuum extractor	Aspirador al vacío	Aspiratore a vuoto
Valovi vrućine (valunzi)	Hot flushes	Bouffée de chaleur	Sofocos	Vampata di calore
Vani	Outside	Dehors	Fuera	Fuori
Vanjska mokraćna cijev (uretra)	Urethra	Urètre	Uretra	Uretra
Vanjsko krvarenje	External bleeding	Saignement externe (hémorragie externe)	Sangrado externo (hemorragia externa)	Emorragia esterna
Varikozni ulcer (venski ulcer)	Venous ulcer (varicose ulcer)	Ulcère veineux	Úlcera varicosa	Ulcera varicosa
Vata	Cotton-wool	Ouate (coton hydrophile)	Algodón hidrófilo	Ovatta
Vazodilatator	Vasodilatator	Vasodilatateur	Vasodilatador	Vasodilatatore
Večer	Evening	Soir	Anochecer	Sera
Večera	Dinner (supper)	Dîner (souper)	Cena	Cena
Veliki mozak (telencefalon)	Cerebrum (telencephalon)	Télencéphale (cerveau)	Telencéfalo	Telencefalo (cervello)
Vena	Vein	Veine	Vena	Vena
Venografija (flebografija)	Phlebography	Phlébographie	Flebografia	Flebografia
Venska tromboza	Venous thrombosis	Thrombose veineuse	Trombosis venosa	Trombosi venosa
Vensko krvarenje	Venous bleeding	Saignement veineux	Sangrado venoso (hemorragia venosa)	Emorragia venosa
Ventrikularna fibrilacija	Ventricular fibrillation	Fibrillation ventriculaire	Fibrilación ventricular	Fibrillazione ventricolare
Ventrikularna hipertrofija	Ventricular hypertrophy	Hypertrophie ventriculaire	Hipertrofia ventricular	Ipertrofia ventricolare
Ventrikularni septalni defekt	Ventricular septal defect	Communication inter-ventriculaire	Comunicación interventricular	Difetto del setto ventricolare
Ventrikulografija	Ventriculography	Ventriculographie	Ventriculografía	Ventricolografia
Venula	Venule	Veinule (vénule)	Vénula	Venula
Vešeraj	Laundry	Blanchisserie	Lavandería	Lavanderia
Veslačka podlaktica (tendinitis podlaktice)	Forearm tendinitis	Tendinite de l'avant-bras	Tendinitis en el antebrazo	Tendinite dell'avambraccio
Viagra	Viagra (sildenafil citrate)	Viagra (citrate de sildénafil)	Viagra	Viagra (citrato di sildenafil)

Hrvatski	Engleski	Francuski	Španjolski	Talijanski
Vidni živac	Optic nerve	Nerf optique	Nervio óptico	Nervo ottico
Virus	Virus	Virus	Virus	Virus
Virusna infekcija	Viral infection	Infection virale	Infección viral	Infezione virale
Višerotkinja	Multigravida	Multipare	Multigrávida	Pluripara
Visinska bolest	Altitude sickness (acute mountain sickness)	Mal aigu des montagnes	Mal de montaña (mal de altura)	Mal di montagna
Visoki krvni tlak (hipertenzija)	High blood pressure (hypertension)	Pression artérielle élevée (hypertension artérielle)	Incremento de la presión sanguínea (hipertensión)	Ipertensione arteriosa sistemica
Vitalni znakovi	Vital signs	Signes vitaux	Signos vitales	Parametri vitali
Vitamin	Vitamin	Vitamine	Vitamina	Vitamina
Vitamin A (retinol)	Vitamin A (retinol)	Vitamine A (rétinol)	Vitamina A (retinol)	Vitamina A (retinolo)
Vitamin B1 (tiamin)	Vitamin B1 (thiamin)	Vitamine B1 (thiamine)	Vitamina B1 (tiamina)	Vitamina B1 (tiamina)
Vitamin B10 (faktor-R)	Vitamin B10 (factor-R)	Vitamine B10 (vitamine R)	Vitamina B10 (vitamina R)	Vitamina B10 (vitamina R)
Vitamin B11 (faktor-S)	Vitamin B11 (factor-S)	Vitamine B11 (carnitine)	Vitamina B11 (vitamina S)	Vitamina B11 (vitamina S)
Vitamin B12 (kobalamin)	Vitamin B12 (cobalamin)	Vitamine B12 (cobalamine)	Vitamina B12 (ciancobalamina)	Vitamina B12 (cobalamina)
Vitamin B2 (riboflavin)	Vitamin B2 (riboflavin)	Vitamine B2 (riboflavine)	Vitamina B2 (riboflavina)	Vitamina B2 (riboflavina)
Vitamin B3 (niacin)	Vitamin B3 (niacin)	Vitamine B3 (nicotinamide, PP)	Vitamina B3 (niacina, vitamina PP)	Vitamina B3 (niacina, vitamina PP)
Vitamin B4 (adenin)	Vitamin B4 (adenine)	Vitamine B4 (adénine)	Vitamina B4 (adenina)	Vitamina B4 (adenina)
Vitamin B5 (pantotenska kiselina)	Vitamin B5 (pantothenic acid)	Vitamine B5 (acide pantothénique)	Vitamina B5 (ácido pantoténico)	Vitamina B5 (acido pantotenico, vitamina W)
Vitamin B6 (piridoksin)	Vitamin B6 (pyridoxine)	Vitamine B6 (pyridoxine)	Vitamina B6 (piridoxina)	Vitamina B6 (piridossina)
Vitamin B7 (inozitol)	Vitamin B7 (inositol)	Vitamine B7 (inositol)	Vitamina B7 (inositol)	Vitamina B7 (inositolo)
Vitamin B8 (biotin)	Vitamin B8 (biotin)	Vitamine B8 (biotine)	Vitamina B8 (biotina)	Vitamina B8 (biotina)
Vitamin B9 (folna kiselina)	Vitamin B9 (folic acid)	Vitamine B9 (acide folique)	Vitamina B9 (ácido fólico)	Vitamina B9 (acido folico)
Vitamin C (L-askorbinska kiselina)	Vitamin C (L-ascorbic acid)	Vitamine C (acide ascorbique)	Vitamine C (enantiómero L de ácido ascórbico)	Vitamina C (acido L-ascorbico)
Vitamin D2 (ergokalciferol)	Vitamin D2 (ergocalciferol)	Vitamine D2 (ergocalciférol)	Vitamina D2 (ergocalciferol)	Vitamina D2 (ergocalciferolo)
Vitamin D3 (kolekalciferol)	Vitamin D3 (cholecalciferol)	Vitamine D3 (cholécalciférol)	Vitamina D3 (colecalciferol)	Vitamina D3 (colecalciferolo)
Vitamin D4	Vitamin D4	Vitamine D4	Vitamina D4	Vitamina D4 (diidro-ergocalciferolo)
Vitamin D5 (sitokalciferol)	Vitamin D5 (sitocalciferol)	Vitamine D5 (sitocalciférol)	Vitamina D5 (sitocalciferol)	Vitamina D5 (sitocalciferolo)
Vitamin E (tokoferol)	Vitamin E (tocopherol)	Vitamine E (tocophérol)	Vitamina E (alfatocoferol)	Vitamina E (tocoferolo)
Vitamin F (linoleična kiselina)	Vitamin F (linoleic acid)	Vitamine F (acide linoléique)	Ácido linoleico	Vitamina F (acido linoleico)
Vitamin J (kolin)	Vitamin J (choline)	Vitamine J (choline)	Vitamina J (colina)	Vitamina J (colina)
Vitamin K (filokinon)	Vitamin K (phylloquinone)	Vitamine K (phylloquinone)	Vitamina K (filoquinona)	Vitamina K (fillochinone)
Vitamin L1 (antranilna kiselina)	Vitamin L1 (anthranilic acid)	Vitamine L1 (acide anthranilique)	Vitamina L1 (ácido antranílico)	Vitamina L1 (acido antranilico)
Vitamin P (flavonoidi)	Vitamin P (flavonoids)	Vitamine P (flavonoïde)	Vitamina P (flavonoide)	Vitamina P (flavonoidi)
Vitiligo	Vitiligo	Vitiligo	Vitíligo	Vitiligine
Vježbanje	Exercise	Exercice	Ejercicio	Esercizio
Vježbe disanja	Breathing exercises	Exercice de respiration	Ejercicios de respiración	Esercizi di respirazione
Vlasište	Scalp	Cuir chevelu	Cuero cabelludo (capa capilar)	Cuoio capelluto
Vlažna gangrena	Wet gangrene	Gangrène humide	Gangrena húmeda	Gangrena umida
Voda	Water	Eau	Agua	Acqua
Vodenasta stolica	Watery stool	Selles aqueuses	Heces acuosas	Consistenza acquosa delle feci

Hrvatski	Engleski	Francuski	Španjolski	Talijanski
Vodene kozice (varičela)	Chicken-pox	Varicelle	Varicela	Varicella
Vodenjak	Amniotic sac	Amnios (sac amniotique)	Saco amniótico	Amnios
Vraćanje hrane iz želuca u usta (regurgitacija)	Expulsion of undigested food from stomack to the mouth (regurgitation)	Retour à la bouche du contenu de l'estomac (régurgitation)	Regreso del contenido alimentario a través del esófago (regurgitación)	Risalita di alimenti dallo stomaco alla bocca (rigurgito)
Vrat	Neck	Cou	Cuello	Collo
Vrata	Door	Porte	Puerta	Porta
Vrijeme	Time	Temps	Tiempo	Tempo
Vrtoglavica	Dizziness (vertigo)	Vertige	Vértigo	Capogiro (vertigine)
Vulgarne akne	Acne vulgaris	Acné papulo-pustuleuse	Acné común (acne vulgaris)	Acne volgare (acne)
Weberov test	Weber test	Test de Weber	Prueba de Weber	Prova di Weber
Za vanjsku primjenu	For external application	Pour l'application externe	De uso externo	Per l'applicazione esterna
Začeće (oplodnja)	Conception	Conception (fécondation)	Fecundación (fertilización)	Concezione
Začepljeni nos	Nasal congestion (stuffy nose)	Congestion nasale	Congestión nasal	Congestione nasale
Zadah iz usta (halitoza)	Bad breath (halitosis)	Mauvaise heleine (halitose)	Mal aliento (halitosis)	Odore sgradevole dell'alito (alitosi, bromopnea)
Zadak	Breech	Siège	Nalga	Culatta (deretano)
Zadebljanje kože	Callosity (thickening)	Callosité	Callosidad (callo)	Callosità (callo)
Zadnja menstruacija	Last menstrual period	Dernièr période menstruelle	Última menstruación	Ultimo periodo mestruale
Zaduha (nedostatak daha, dispneja)	Shortness of breath (dyspnea)	Difficulté respiratoire (dyspnée)	Falta de aire (disnea)	Fame d'aria (dispnea, respirazione difficoltosa)
Zagristi	Bite	Mordre	Morder	Addentare
Zakašnjeli pubertet	Delayed puberty	Puberté tardive	Retraso de la pubertad	Pubertà tardiva
Zakočenost zgloba	Joint stiffness	Raideur articulaire	Rigidez de las articulaciones	Rigidità dell'articolazione
Zalistak	Valve (valvula)	Valve	Válvula	Valvola
Zanoktica	Agnail (hangnail)	Envie de l'ongle	Padrastro	Pipita
Zapešće	Carpus	Carpe	Carpo	Carpo
Zapletaj crijeva	Abnormal twisting of the intestines (volvulus)	Volvulus	Retorcimiento anormal del intestino (vólvulo)	Volvolo
Zarazni odjel	Infectious disease unit	Salle maladies infectieuses	Pabellón de enfermedades infecciosas	Reparto di malattie infettive
Zarazno	Contagious	Contagieux (contagieuse)	Contagioso	Contagioso (infettivo)
Zaštitna kapa	Protection cap	Charlotte à usage unique	Gorra desechable	Cuffietta protettiva
Zaštitna maska za lice	Protection face mask	Masque de protection	Mascarilla desechable	Mascherina di protezione
Zaštitna navlaka za obuću	Protection shoe cover	Sur-chaussures à usage unique	Cubrezapatos	Sovrascarpe protettive
Zaštitna navlaka za odjeću	Protection gown	Blouse de protection	Gabacha desechable	Camicia protettiva
Zaštitne rukavice	Protect gloves	Gants à usage unique	Guantes desechables	Guanti protettivi
Zaštitnici za pete i laktove	Heel and elbow protectors	Talonnières et coudières	Protectores talón/codo antiescaras	Talloniere e gomitiere antidecubito
Zastoj disanja (apnea)	Suspension of external breathing (apnea)	Arrêt respiratoire (apnée)	Falta de respiración (apnea)	Assenza di respirazione (apnea)
Zastoj srca (srčani arest)	Cardiac arrest (cardiopulmonary arrest)	Arrêt cardiaque (arrêt ventilatoire, arrêt cardio-respiratoire)	Paro cardiaco (parada cardiorrespiratoria)	Arresto cardiaco
Zastoj urina (urinarna retencija)	Urinary retention (ischuria)	Rétention d'urine	Retención de orina	Ritenzione urinaria
Zastoplje	Tarsus	Tarse	Tarso	Tarso
Zatiljak	Nape (occiput)	Nuque	Nuca	Nuca
Zatiljna kost	Occipital bone	Os occipital	Hueso occipital	Osso occipitale

Hrvatski	Engleski	Francuski	Španjolski	Talijanski
Zatvor (opstipacija)	Constipation (obstipation)	Constipation	Estreñimiento	Stitichezza (costipazione)
Zatvoriti	Close	Fermer	Cerrar	Chiudere
Zaušnjaci (mumps, parotitis)	Mumps (epidemic parotitis)	Oreillons (parotidite virale)	Paperas (parotiditis)	Parotite (orecchioni)
Zavoj	Bandage	Bandage	Venda	Bendaggio
Zdjelica	Innominate bone (pelvis)	Bassin osseux	Pelvis	Bacino
Zdravstveno osiguranje	Health insurance	Assurance maladie	Seguro de salud	Assicurazione sanitaria
Zelenkasta stolica	Green stool	Selles vertes	Heces verdes	Feci di colore verde
Zglob	Joint	Articulation	Articulación	Articolazione
Zglobna čahura	Articular capsule (joint capsule)	Capsule articulaire	Cápsula articular	Capsula articolare
Zglobna hrskavica	Joint cartilage	Cartilage articulaire	Cartílago articular	Cartilagine articolare
Zglobna tekućina (sinovijalna tekućina)	Synovial fluid (synovia)	Liquide synovial	Líquido sinovial	Liquido sinoviale (sinovia)
Zglobni menisk	Meniscus	Ménisque	Menisco	Menisco
Zijevanje	Yawn	Bâillement	Bostezo	Sbadiglio
Zika groznica	Zika fever	Fièvre Zika	Fiebre del Zika	Febbre Zika
Zimica (tresavica)	Shivering	Frissonnement	Escalofrío (tiritón)	Brivido
Zjenica	Pupil	Pupille	Pupila	Pupilla
Znak za uzbunu	Alarm signal	Signal d'alarme	Señal de alarma	Segnale di allarme
Znoj	Sweat	Sueur	Sudor	Sudore
Znojenje	Sweating	Sudation	Transpiración (sudación)	Sudorazione (traspirazione)
Zoonoza	Zoonosis	Zoonose	Zoonosis	Zoonosi
Zračenje	Radiation	Radiation	Radiación	Radiazione
Zračna embolija	Air embolism (gas embolism)	Embolie gazeuse	Embolia gaseosa	Embolia gassosa
Zub	Tooth	Dent	Diente	Dente
Zubna caklina	Tooth enamel	Émail dentaire	Esmalte dental	Smalto
Zubna krunica	Dental crown	Couronne	Corona	Corona
Zubna plomba	Dental filling	Composite dentaire	Empaste (emplomadura)	Otturazione odontoiatrica
Zubni cement	Cementum	Cément	Cemento dental	Cemento
Zubni dentin	Dentin	Dentine (ivoire)	Dentina	Dentina
Zubni kamenac	Dental plaque (dental tartar)	Plaque dentaire	Placa dental	Placca (tartaro)
Zubni karijes	Dental caries	Carie dentaire	Caries	Carie dentaria
Zubni konac	Dental floss	Fil dentaite	Seda dental (hilo dental)	Filo interdentale
Zubobolja	Toothache	Mal de dents	Dolor de muelas	Mal di denti
Zujanje u ušima (tinitus)	Ringing in ears (tinnitus)	Acouphène	Pitidos en el oído (acúfeno, tinnitus)	Ronzio auricolare (acufene, tinnito)
Ždrijelo	Pharynx (gullet, gorge)	Pharynx	Faringe	Faringe
Žed	Thirst	Soif	Sed	Sete
Željezo	Iron	Fer	Hierro (fierro)	Ferro
Želučana kiselina	Gastric acid	Acide gastrique	Ácido gástrico	Acido gastrico
Želučana sluznica	Gastric mucous membrane	Muqueuse gastrique	Mucosa estomacal	Mucosa gastrica
Želučani sok	Gastric juice	Suc gastrique	Jugo gástrico	Succo gastrico
Želudac	Stomach	Estomac	Estómago	Stomaco
Žgaravica	Heartburn	Brûlure de l'estomac (pyrosis)	Ardor de estómago (acidez, pirosis)	Bruciore di stomaco (pirosi)
Žilnica	Choroid	Choroïde	Coroides	Coroide
Živac	Nerve	Nerf	Nervio	Nervo
Životna sposobnost spermija	Sperm viability	Viabilité du sperme	Viabilidad de espermatozoides	Sopravvivenza di spermatozoo
Žlica	Spoon	Cuillère	Cuchara	Cucchiaio
Žlijezda	Gland	Glande	Glándula	Ghiandola
Žlijezda lojnica	Sebaceous gland	Glande sébacée	Glándula sebácea	Ghiandola sebacea
Žlijezda slinovnica	Salivary gland	Glande salivaire	Glándula salival	Ghiandola salivare
Žlijezda znojnica	Sweat gland	Glande sudoripare (sudorale)	Glándula sudorípara	Ghiandola sudoripara
Žrtva	Victim	Victime	Víctima	Vittima
Žuč	Gall (bile)	Bile	Bilis	Bile

Hrvatski	Engleski	Francuski	Španjolski	Talijanski
Žučni kamenac (holelitijaza)	Gallstone (cholelithiasis)	Calcul biliaire (cholélithiase)	Cálculo biliar (litiasis biliar)	Calcolo biliare
Žučni mjehur	Gall bladder	Vésicule biliaire (cholécyste)	Vesícula biliar	Cistifellea
Žučovod	Bile duct	Voie biliaire	Vía biliar	Coledoco
Žulj (plik, kurje oko)	Blister (corn)	Cor (cal)	Ampolla (callo)	Callo (vescica, bolla)
Žuta stolica	Yellow stool	Selles jaunes	Heces amarillas	Feci gialle
Žutica (ikterus)	Jaundice (icterus)	Ictère (jaunisse)	Ictericia	Ittero (itterizia)
Žutica moždanih jezgri	Kernicterus	Kernictère	Kernicterus (encefalopatía neonatal bilirrubínica)	Kernittero (encefalopatia bilirubinica)
Žuto tijelo	Corpus luteum	Corps jaune	Cuerpo lúteo (cuerpo amarillo)	Corpo luteo

ABOUT THE AUTHOR

Edita Ciglenečki is medical translator with Academic degrees in Biomedical Sciences and Public Health Sciences. Besides Croatian, being her mother tongue, she is a holder of international diplomas in English, French and Italian language. For many years she worked as a medical professional inside the travel industry. This dictionary is the product of her own working experience built on her passion for traveling, medicine and language skills.